谢 辞

我们将这套书奉献给金秀英教授，

一位杰出而学识渊博的导师，

百岁华诞。

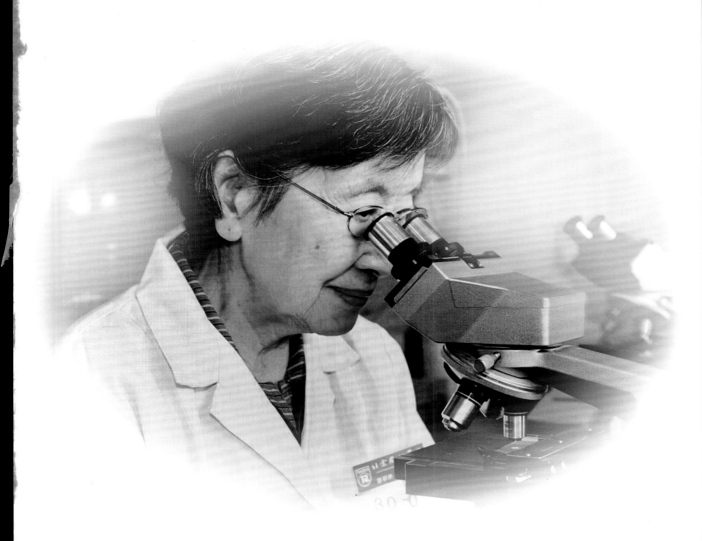

眼表疾病临床系列

裂隙灯检查姊妹篇

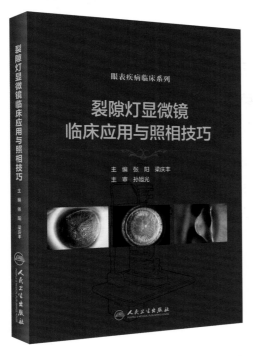

《裂隙灯显微镜临床应用与照相技巧》

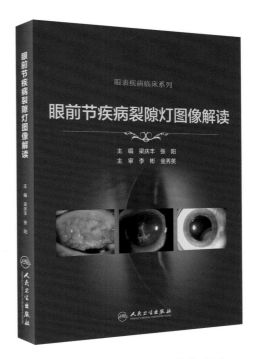

《眼前节疾病裂隙灯图像解读》

眼表疾病临床系列

眼前节疾病裂隙灯图像解读

主　编　梁庆丰　张　阳

主　审　李　彬　金秀英

编　者（以姓氏笔画为序）

王乐滢　王智群　韦振宇　邓世靖

吕　岚　刘佳敏　孙旭光　李　然

张　阳　张子俊　张育珩　陈可心

陈前坤　徐西占　梁庆丰　潘志强

人民卫生出版社
·北　京·

图书在版编目（CIP）数据

眼前节疾病裂隙灯图像解读 / 梁庆丰，张阳主编
—北京：人民卫生出版社，2022.6（2024.3重印）
ISBN 978-7-117-33062-6

Ⅰ. ①眼⋯ Ⅱ. ①梁⋯②张⋯ Ⅲ. ①裂隙灯显微镜
检—图解 Ⅳ. ①R770.41-64

中国版本图书馆 CIP 数据核字（2022）第 081356 号

人卫智网	www.ipmph.com	医学教育、学术、考试、健康，
		购书智慧智能综合服务平台
人卫官网	www.pmph.com	人卫官方资讯发布平台

眼前节疾病裂隙灯图像解读

Yanqianjie Jibing Liexideng Tuxiang Jiedu

主　　编：梁庆丰　张　阳
出版发行：人民卫生出版社（中继线 010-59780011）
地　　址：北京市朝阳区潘家园南里 19 号
邮　　编：100021
E - mail：pmph @ pmph.com
购书热线：010-59787592　010-59787584　010-65264830
印　　刷：北京华联印刷有限公司
经　　销：新华书店
开　　本：787×1092　1/16　　印张：11
字　　数：268 千字
版　　次：2022 年 6 月第 1 版
印　　次：2024 年 3 月第 2 次印刷
标准书号：ISBN 978-7-117-33062-6
定　　价：152.00 元

打击盗版举报电话：010-59787491　E-mail：WQ @ pmph.com
质量问题联系电话：010-59787234　E-mail：zhiliang @ pmph.com
数字融合服务电话：4001118166　　E-mail：zengzhi @ pmph.com

主编简介

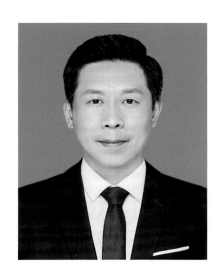

梁庆丰

眼科学博士,首都医科大学附属北京同仁医院眼科学教授、主任医师、博士研究生导师,享受国务院政府特殊津贴。担任中华医学会眼科学分会角膜病学组委员、中国医师协会眼科医师分会角膜病专业委员会委员、中国医疗保健促进会中老年医疗保健分会委员、北京眼科学会角膜病学组委员、北京医学奖励基金会角膜病医学专家委员会委员等。《中华眼科杂志》《中华实验眼科杂志》《眼科》等杂志通信编委、编委等。

2015年入选北京市卫生系统高层次卫生技术人才学科骨干,2017年入选北京市百千万人才计划及北京市"高创计划"领军人才,2019年入选国家百千万人才工程,授予"有突出贡献中青年专家"荣誉称号。先后主持国家自然科学基金3项,作为课题负责人参加"十三五""十四五"国家重点研发计划项目的研究工作。2014—2015年留学法国国立眼科医院、2017—2018年以高级访问学者身份留学美国加州大学洛杉矶分校(UCLA)Stein眼科研究所。发表学术论文106篇,SCI收录37篇,撰写专业书籍6部,获得国家发明专利5项,实用新型专利2项。

擅长疑难角结膜病的诊断和治疗,对感染性眼病的病原学、发病机制进行了大量的研究工作。作为北京市眼科研究所眼微生物课题组长,带领团队执笔完成我国《感染性眼病的病原微生物实验室诊断专家共识》,推行眼部微生物标本床旁培养及眼科医生与检验人员密切合作的眼微生物检验制度,为提高我国感染性眼病诊治水平提供实验室基础。

主编简介

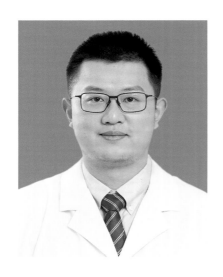

张　阳

　　男，主管技师，就职于首都医科大学附属北京同仁医院、北京市眼科研究所眼微生物课题组。2010年毕业于首都医科大学基础医学院医学实验专业，长期从事眼表疾病，尤其是感染性眼病辅助诊断的特检及科研工作。研究方向为感染性眼病的病原学诊断及眼表疾病的影像学诊断。在角膜病及眼表疾病实验室影像学诊断领域具有丰富的临床经验，长期负责共聚焦显微镜、裂隙灯生物显微镜等设备的教育教学工作。参编学术专著5部，发表论文30余篇，其中以第一作者发表论文8篇。

序 1

　　眼前节疾病裂隙灯生物显微镜检查是眼科医生临床诊疗中最基本、最重要和最常用的医疗设备。照相技术和数字化技术完美结合，使医生可以获得最直接的图像，能充分和完善地为临床医生提供信息化交流、教学示范、资料保存等，是诊疗不可或缺的手段。北京同仁医院梁庆丰教授和团队收集了几十年眼表疾病裂隙灯生物显微镜图片，完成《眼前节疾病裂隙灯图像解读》一书，不但汇集了眼前节疾病裂隙灯图像的丰富资料，也代表着作者在此方面的学术积累和水平，同时对国内外相关学术交流、临床教学、科研的推动都将起到非常积极的作用。

　　本书由我国著名老一辈角膜病学专家、我国角膜病专业的创始者和开拓者之一金秀英教授指导，相信将在学术界有重要影响。金秀英教授是我们的前辈，她在学识、品格和为人方面都是我们的良师，也是年轻一代学习的榜样，借本书出版之际，衷心祝愿金教授健康长寿！也由衷感谢梁教授团队的真诚奉献和对我国角膜病诊疗水平的推动，祝愿梁教授团队再创佳绩！

谢立信

中国工程院院士
山东第一医科大学终身教授
山东第一医科大学附属青岛眼科医院院长
2022 年 3 月于青岛

序 2

　　真诚祝贺《裂隙灯显微镜临床应用与照相技巧》及《眼前节疾病裂隙灯图像解读》两本新书即将出版，同时也感谢北京市眼科研究所眼微生物团队将丰富的临床经验和基础知识相结合，深入浅出地将裂隙灯生物显微镜在不同病变、不同场景下的具体使用方法展现给大家。同时新书汇集了北京同仁医院北京市眼科研究所几十年的眼前节影像资料，针对精美图片上的病变特点及典型病例给予详细解读，旨在提高读者的眼前节疾病诊疗水平。

　　作为一名眼科医生，裂隙灯生物显微镜的使用必不可少。随着科技的发展，先进成像和图像采集技术将与传统裂隙灯生物显微镜相融合，能够提供更加丰富的眼前节疾病信息。但是如何观察、捕捉眼前节疾病隐匿的临床体征，尽可能还原病变的全貌，有困难且更具有挑战性；如何洞察眼前节疾病的每个细小特征所代表的临床意义，更是成为优秀眼科医生必备的临床技能。两本新书从拍摄技巧角度介绍裂隙灯生物显微镜的使用，从典型体征入手讲解如何提高眼前节疾病的诊疗水平，既突出了创新性又有相对系统性，既有理论性又有实用性，为眼前节疾病的临床、教学、科研提供基础资料，同时也对裂隙灯生物显微镜成像技术的发展与应用起到积极推动作用。真心希望两本新书能够成为每一位眼科医生的良师益友。

北京市眼科研究所所长

2022 年 3 月于北京

前　言

"工欲善其事，必先利其器"。裂隙灯生物显微镜作为现代眼科临床检查必不可少的设备之一，已成为眼科医生的亲密战友，帮助医生在了解眼部细微组织结构的同时，全息记录眼部病变特征，利于病变的随诊和对比分析。首都医科大学附属北京同仁医院北京市眼科研究所自 20 世纪 90 年代自行开发裂隙灯显微镜照相系统以来，就设立专门研究小组从事眼前节照相工作，至今已有 30 多年的历史。不仅积累了丰富的照相技巧及临床经验，同时也收集了数十万例患者眼前节裂隙灯照片，成为同仁眼科教学科研的重要数据资源。

"落其实者思其树，饮其流者怀其源"。笔者有幸于 2002 年 8 月进入北京同仁医院学习工作，至今整整 20 年。所在的课题组承担着全院眼科患者的眼前节照相工作。每每看到这些精美的照片、典型的体征、罕见的病例，结合经验丰富的资深专家的讲解，我就充满不竭的动力，尽情在眼科知识的海洋里汲取营养，这可能就是同仁眼科文化的精髓所在。也正是这种精神、这种力量迫使我坐立不安、心情久久不能平静，将这些宝贵资源奉献给全国的眼科同道，让同仁精神遍洒祖国大地，"送人玫瑰，手有余香"，是我写本书的初衷。

"举一纲而万目张，解一卷而众篇明"。临床医生认识疾病的基础是掌握病变的特征性表现，多数眼前节疾病，其临床体征可通过裂隙灯照相系统清晰地记录下来，如何将上万张典型图像所代表的疾病性质与患者就诊时的场景结合起来进行分析，即"图像解读"，是本书的主旨。它既不同于教科书式的文字灌输，也有别于眼病图谱的简单介绍，本书力争将编者多年临床经验，结合眼前节疾病的每个重要临床体征，帮助医生通过识图理解疾病的发病机制、诊断和治疗，这是本书的一个特点。本书图片来源于 30 年来北京同仁医院的眼科影像资料，几乎涵盖了所有眼前节疾病，经过编者认真的筛选、分类和解读，以期通过这种方式培养青年眼科医师形成科学的诊疗思维，这是本书的另一特色。

本书的阅读对象是眼科医生及研究生，同时也为其他专业医护人员及科研人员在工作中提供参考。通过本书，读者可以在较短时间找到自己需要检索的病例，不论常见病还是少见病。在本书的编写过程中，首先感谢中国工程院院士山东省眼科研究所所长谢立信教授及北京市眼科研究所所长金子兵教授为本书作序，鼓励和支持本书的出版。还要感谢多年合作的眼科同事、实验室技术人员及我的硕士、博士研究生，他们为本书资料的收集、筛选和编排付出了大量的时间和心血；最后我还要感谢人民卫生出版社编辑为本书出版付出的全部努力！

2022 年 3 月于北京

目　录

第一章　眼睑疾病

眼睑由皮肤、皮下纤维结缔组织、肌肉、腺样组织及结膜五层结构组成。眼睑保护眼球免受外伤，帮助瞳孔调节进入眼内的光线，避免强光进入眼内损伤视网膜。眼睑疾病包括：眼睑皮肤病、睑缘炎、睑腺炎、眼睑肿瘤、先天异常等。

第一节　眼睑位置异常

一、上睑下垂

睁眼平视前方时，正常上睑缘应位于角膜上缘与瞳孔上缘间的中点水平。如果上睑位置低垂，向下遮盖瞳孔缘超过 2mm，视物受到遮挡，则称为上睑下垂。

按照病因，上睑下垂可分为先天性上睑下垂（图 1-1、图 1-2）和后天获得性上睑下垂。

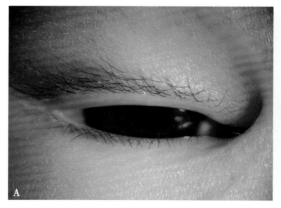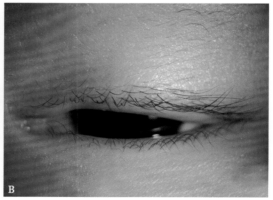

图 1-1　双眼先天性上睑下垂，双上睑均遮盖瞳孔超过 2mm
A. 右眼；B. 左眼

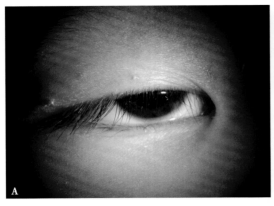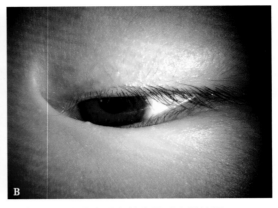

图1-2 双眼先天性上睑下垂,左眼伴下睑内眦赘皮,即遮盖内眼角的半月形皮肤皱褶
A. 右眼;B. 左眼

图解: 先天性上睑下垂是常见的眼睑先天畸形,其特征是上睑下垂、无力抬起,可发生于单侧或双侧。这是由于上睑提肌发育不全,或支配上睑提肌的神经中枢性或周围性缺损所致,常与遗传有关。先天性上睑下垂常合并内眦赘皮、睑裂狭小、小眼球、眼球震颤等。治疗以手术矫正、改善外观为主。

后天性上睑下垂可由多种后天因素所致,主要包括如下几类:①神经源性(第Ⅲ对脑神经麻痹和 Horner 综合征);②肌源性(重症肌无力、强直性营养不良、眼肌病等);③机械性(较大的肿物或瘢痕);④腱膜性(提上睑肌腱膜退化或手术后)。

二、睑裂闭合不全

睑裂闭合不全亦称"兔眼",指睡眠或试图闭眼时眼睑不能完全闭合,致使部分眼球暴露(图1-3)。多由皮肤缺损、瘢痕收缩、面神经麻痹(图1-4)、眼眶肿瘤或甲状腺功能亢进所致。此外,昏迷或全身麻醉时亦可发生。

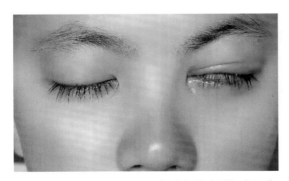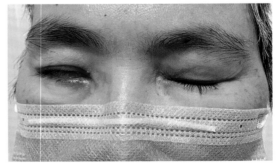

图1-3 双眼上睑下垂矫正术后左眼睑裂闭合不全　　　　图1-4 脑膜瘤术后右眼睑裂闭合不全

图解: 睑裂闭合不全时需关注角膜是否有暴露,轻度睑裂闭合不全,仅表现为下部球结膜充血,角膜由于 Bell 现象不会暴露,无需特殊处理;重症睑裂闭合不全时常导致角膜结膜暴露,不能得到眼睑的保护,出现结膜和角膜干燥,角膜上皮剥脱,甚至出现角膜溃疡,若处理不当,可发生角膜感染、角膜溃疡穿孔或眼内炎。

三、眼睑外翻

眼睑外翻是指睑缘向外翻转离开眼球，致使睑结膜暴露在外，常常合并睑裂闭合不全。眼睑外翻按照病因分类可分为退行性眼睑外翻、瘢痕性眼睑外翻（图1-5）、麻痹性眼睑外翻和机械性眼睑外翻（图1-6）。

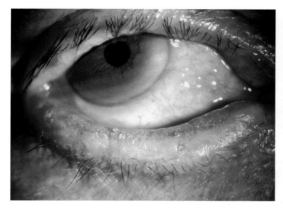

图1-5 慢性睑缘炎引起的瘢痕性眼睑外翻

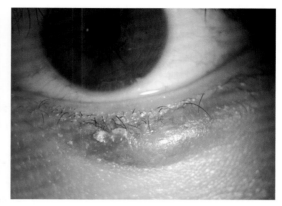

图1-6 轻度机械性眼睑外翻

图解：眼睑外翻不仅影响患者美观，同时可诱发或加重眼表疾病。轻度者仅下睑缘离开眼球，重度者可表现为下睑缘外翻，部分或全部睑结膜暴露在外。眼睑外翻主要表现为流泪、眼睑刺激症状，严重者可出现睑缘干燥增厚角化、浅层点状角膜炎。眼睑外翻多需通过手术予以矫正。

四、眼睑内翻

眼睑内翻是睑缘向眼球方向内卷的眼睑位置异常，当眼睑内翻达到一定程度时，睫毛也随其倒向眼球，因此，眼睑内翻和倒睫常同时存在。根据病因不同眼睑内翻可分为先天性和后天性两类：先天性眼睑内翻主要发生在婴幼儿（图1-7、图1-8）；后天性眼睑内翻包括退行性眼睑内翻（图1-9）、瘢痕性眼睑内翻、痉挛性眼睑内翻。

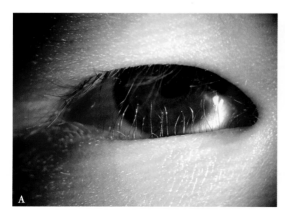
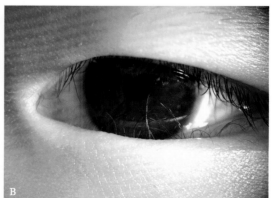

图1-7 双眼先天性下眼睑内翻
A. 右眼；B. 左眼

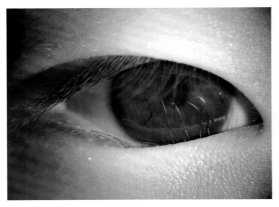
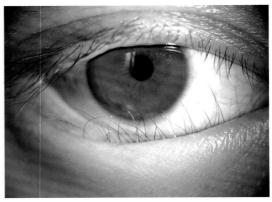

图 1-8 双眼先天性下眼睑内翻

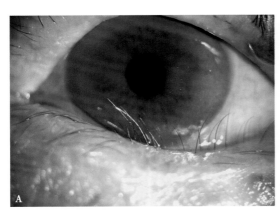
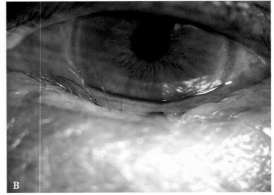

图 1-9 双眼退行性(老年性)下眼睑内翻
A. 右眼,伴倒睫;B. 左眼,伴倒睫、结膜松弛

　　图解: 眼睑内翻常见于婴幼儿、老年人,表现为流泪、眼红、刺痛感,严重者可出现浅层点状角膜炎、角膜上皮脱落(因睫毛刺激角膜所致)。眼睑内翻常需与倒睫、双行睫及眼睑痉挛相鉴别,全面的眼部检查非常重要,包括眼睑张力、穹窿部深浅、睑缘形态。睑板下缘手指翻转试验可用于退行性与瘢痕性眼睑内翻的鉴别,若可翻转为退行性,否则为瘢痕性。大多数眼睑内翻需通过手术进行矫正,预后良好。

五、睑球粘连

　　睑球粘连系眼睑与球结膜、角膜的粘着状态,多发生于烧伤、爆炸伤后,或继发于Steven-Johnson综合征、结膜类天疱疮、重症沙眼及结膜手术后(图 1-10～图 1-12)。

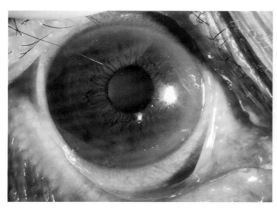 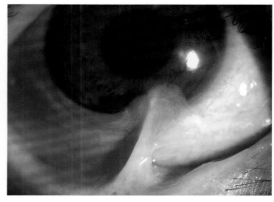

图 1-10　右眼瘢痕性类天疱疮睑球粘连

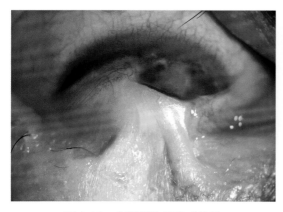

图 1-11　左眼烧伤后睑球粘连

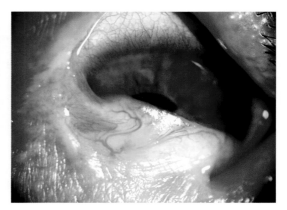

图 1-12　右眼化学伤后睑球粘连

图解： 瘢痕性类天疱疮（见图 1-10）、Stevens-Johnson 综合征、干燥综合征等慢性炎症性眼表疾病晚期均可引起不同程度的睑球粘连，通常根据结膜穹窿部缩短程度进行粘连程度分期：Ⅰ期结膜穹窿部缩短小于 25%，Ⅱ期 25%～50%，Ⅲ期大于 75%，Ⅳ期下穹窿完全消失，睑缘粘连形成。此外，热烧伤（见图 1-11）、化学伤（见图 1-12）也是睑球粘连的重要原因。睑球粘连的治疗具有挑战性，因为在疾病活动期，眼表手术操作会加重结膜瘢痕化，原则上需要在眼表炎症完全控制后进行，手术包括眼睑手术、结膜囊重建以及角膜移植手术等。

第二节　眼睑感染与炎症

一、睑缘炎

睑缘部位有丰富的腺体组织和脂性分泌物，易沾染尘垢和病菌导致感染。睑缘炎是睑缘皮肤、睫毛毛囊及其腺体的亚急性或慢性炎症，多双眼对称发生（图 1-13～图 1-16）。主要类型有：①前部睑缘炎；②后部睑缘炎；③混合性睑缘炎。

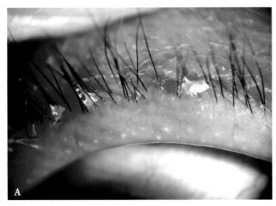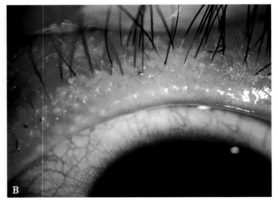

图 1-13 双眼睑缘炎

双眼睑缘充血、肥厚,睫毛根部有袖套样物质附着,同时可见鳞屑和痂皮样物

A. 右眼;B. 左眼

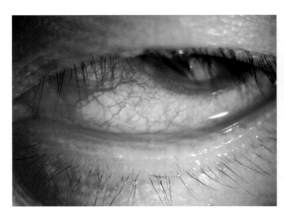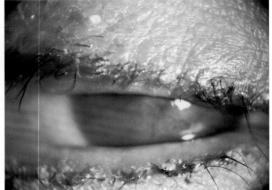

图 1-14 睑缘炎合并角结膜炎

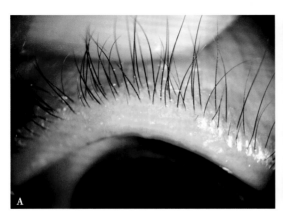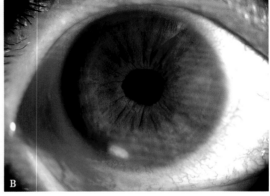

图 1-15 右眼睑缘炎相关性角膜炎

A. 睑缘炎;B. 角膜炎

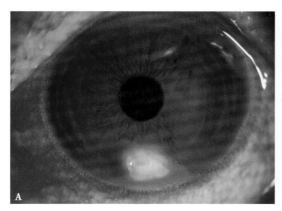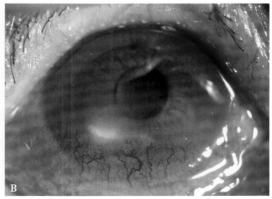

图 1-16　双眼睑缘炎相关性角膜炎
A. 右眼；B. 左眼

　　图解：睑缘炎主要症状为睑缘皮肤烧灼感、刺痛感、结痂以及睑缘红肿，可有轻度畏光，症状以晨起时为重。体征：眼睑边缘结痂、变红、增厚（见图 1-13）或睑板腺开口有油脂分泌物。部分患者可合并面部痤疮、玫瑰痤疮等皮肤病变。严重睑缘炎可致浅层点状角膜炎、角膜浸润、角膜溃疡（见图 1-14）。睑缘炎相关性角膜炎（见图 1-15、图 1-16）的眼部表现为反复发作的慢性睑缘炎、充血性结膜炎及伴有新生血管生长的角膜基质浸润，角膜病灶常位于周边部角膜，以鼻下方及颞下方为多。睑缘炎相关性角膜炎多与微生物感染有关，例如幽门螺旋杆菌在玫瑰痤疮睑缘炎的发病中起一定作用；另外，皮脂腺蠕形螨、葡萄球菌、丙酸杆菌感染所释放的脂肪酶及外毒素介导的迟发超敏反应，在睑缘炎相关性角膜炎的炎症过程中起重要作用。

二、睑腺炎

　　急性睑腺炎是一种眼睑皮脂腺的急性、疼痛性、化脓性炎症病变，通常是由葡萄球菌通过睑板腺开口进入腺体引起的一种急性感染。根据被感染睑腺组织的不同部位，分为急性内睑腺炎和急性外睑腺炎（图 1-17、图 1-18）。

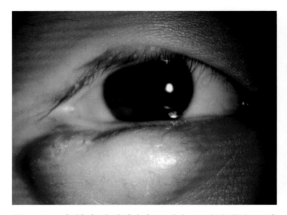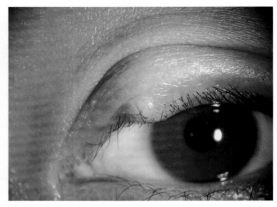

图 1-17　急性内睑腺炎（右下睑），下睑弥漫潮红肿胀，睑板腺广泛受累形成大的结节状隆起病变

图 1-18　急性外睑腺炎（左眼上睑），可见睫毛根部的局限性红黄色结节

图解：急性睑腺炎主要表现为患处红、肿、热、痛以及眼睑肿块。急性内睑腺炎（见图1-17）是指睑板腺（Meibomian腺）受累时形成较大的潮红肿胀区；而睫毛根部的皮脂腺（Zeis腺）或变态汗腺（Moll腺）受累时肿胀范围小、较为局限且表浅，则为外睑腺炎（见图1-18），俗称"针眼"或外麦粒肿。急性期因部分患者充血、水肿明显可先行冷敷，水肿减轻或消退后再行热敷促进炎症吸收，局部可用抗生素眼水点眼，多可治愈，部分患者保守治疗无效、局部有波动感或出现脓头时，可行局部切开排脓。

三、睑板腺囊肿

睑板腺囊肿又称霰粒肿，是一种慢性脂性肉芽肿性炎性病变，通常因睑板腺排出管道阻塞、分泌物潴留而形成，是一种常见病，儿童和成人均可患病。该病进展缓慢，可反复发生（图1-19～图1-23）。

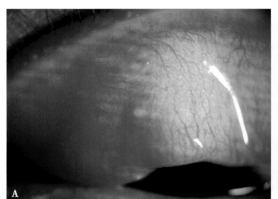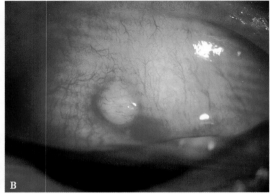

图1-19 睑板腺囊肿
A.囊肿局限于睑板内，微隆起，边界清晰；B.囊肿突出于睑结膜面，边界清晰

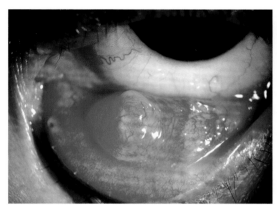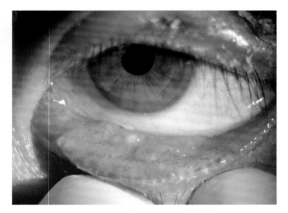

图1-20 左眼下睑霰粒肿伴结膜炎性肉芽组织增生　　　　图1-21 左眼下睑多发霰粒肿

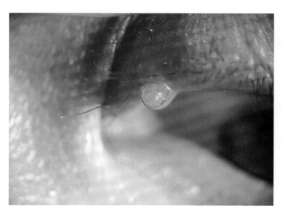

图 1-22　右眼上睑睑板腺开口部位上皮囊肿

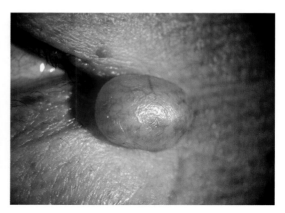

图 1-23　左眼外眦部皮肤巨大外泌腺囊肿

图解： 睑板腺囊肿主要临床表现为睑板内无痛性、圆形、质硬的结节。如果病灶破溃至睑结膜，可形成息肉样的肉芽肿，常合并慢性后部睑缘炎。经过一个月保守治疗无效可行手术切除睑板腺囊肿及肉芽组织，对于复发性睑板腺囊肿，须将切除病变组织送组织病理学检查，以排除恶性肿瘤的可能。

四、睑板腺功能障碍

睑板腺功能障碍（meibomian gland dysfunction，MGD）是一种由睑板腺终末导管阻塞和 / 或睑板腺分泌物异常所致的泪膜稳定性下降、眼部不适等一系列症状的眼表疾病。不同严重程度的 MGD 患者，挤压睑板腺会分泌出如下几种类型油脂：液态清亮油脂（图 1-24、图 1-25）、黏稠型白色或淡黄色油脂（图 1-26、图 1-27）及浓缩的牙膏状油脂（图 1-28、图 1-29）。

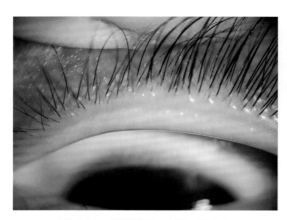

图 1-24　正常睑缘，光滑，无充血

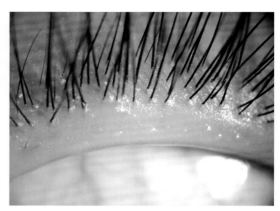

图 1-25　正常睑板腺，开口通畅，分泌油脂清亮呈液态

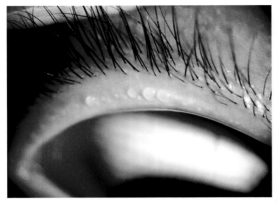

图 1-26 睑板腺功能障碍,睑板腺开口脂栓形成,可见黏稠的淡黄色油脂

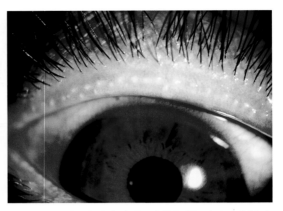

图 1-27 睑板腺功能障碍,睑缘肥厚、充血,睑板腺开口脂栓形成

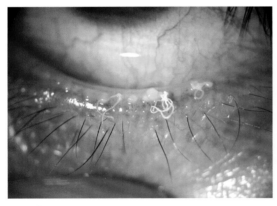

图 1-28 睑板腺功能障碍,挤压后可见浓缩的牙膏状油脂

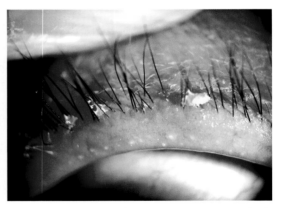

图 1-29 睑板腺功能障碍,睑缘肥厚、充血,睑板腺开口脂栓形成,分泌物黏稠、黄色,呈油脂状

图解:睑板腺功能障碍属于慢性睑缘疾病,可导致蒸发过强型干眼的发生,其特异性的睑缘改变包括:睑缘充血;睑缘不规则、增厚或钝圆;睑板腺开口阻塞或脂栓形成(见图 1-27);灰线移位;挤压睑板腺分泌减少或分泌物异常。严重的睑板腺功能障碍也可导致角结膜病变,最常见的是角膜上皮弥漫点染,及时进行睑板腺热敷、清洗、按摩可明显减少睑板腺功能障碍并发症的发生。

五、眼睑细菌感染

常见眼睑感染的病原体包括溶血性链球菌、葡萄球菌、结核杆菌、梅毒螺旋体、淋球菌、麻风杆菌、炭疽杆菌、鼻疽杆菌等。常见的由细菌感染所致的眼睑疾病包括丹毒、脓疱病(图 1-30、图 1-31)、眼睑疖肿、眼睑脓肿、结核、梅毒、淋病、软性下疳、麻风、炭疽、鼻疽。

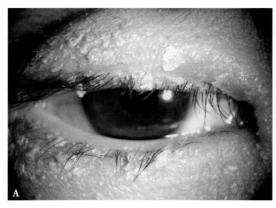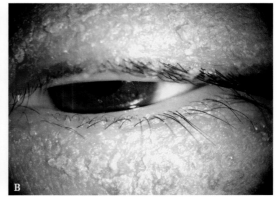

图 1-30 双眼睑皮肤脓疱病
金黄色葡萄球菌引起的双眼眼睑皮肤浅表感染,可见成簇的黄色脓疱形成
A. 右眼;B. 左眼

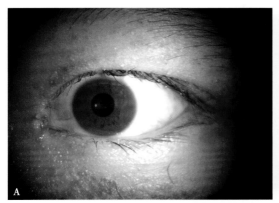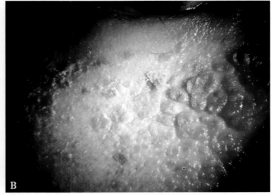

图 1-31 双眼眼睑皮肤脓疱病,可见脓疱破裂后糜烂的皮肤基底面
A. 左眼睑病变整体观;B. 左眼下睑皮肤病变

图解:眼睑脓疱病是一种皮肤表面的原发性、扩散性、化脓性皮炎,多由葡萄球菌感染引起,面部和身体其他部位的脓疱疮均可侵犯眼睑。临床表现为成簇的黄色小脓疱形成,破溃后形成痂皮。眼睑葡萄球菌感染容易复发,因此,保持良好的卫生习惯、增强体质、局部清洁至关重要。

六、眼睑病毒感染

病毒感染所致的眼睑疾病包括眼睑带状疱疹、眼睑单纯疱疹、眼睑牛痘、水痘、麻疹、天花、传染性软疣等。

(一)眼睑单纯疱疹

单纯疱疹的初发感染常见于儿童,为不常见的单侧皮肤疾患。对于特发性皮炎或免疫缺陷状态的病人,病情会更加严重。临床表现为皮肤成簇的小水疱(图 1-32),并可伴有轻度的眼睑水肿。水疱可破裂、结痂，几天内即可愈合。偶尔波及眼睑时，常常伴有同侧的滤泡性结膜炎和角膜炎。

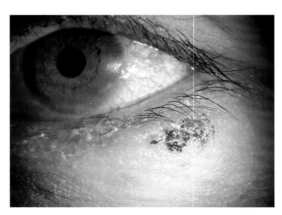

图 1-32　左眼下睑皮肤单纯疱疹感染并疱疹病毒性结膜炎，可见睑部簇状小泡组成的疱疹

（二）眼睑带状疱疹

眼睑带状疱疹是常见的单侧皮肤疾患，常见于老年病人及免疫缺陷者，由水痘带状疱疹病毒感染引起，可表现为三叉神经第一支分布区的皮肤疼痛；前额部斑丘疹，有明显的中线分界（图 1-33）；继发成为水疱、脓疱和脱痂性溃疡。严重患者眶周可以继发细菌性蜂窝织炎。

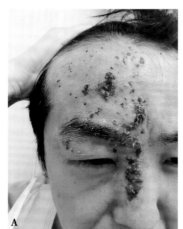 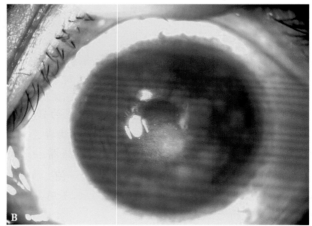

图 1-33　右眼睑带状疱疹 2 个月
A. 右侧额部、颜面部斑丘疹结痂，有明显的中线分界；B. 右眼结膜充血，角膜散在点片状浸润

（三）传染性软疣

传染性软疣是因痘病毒科传染性软疣病毒感染引起的一种罕见的皮肤感染。免疫缺陷患者可出现不典型的多发病灶及频繁融合病灶，较一般患者更难以治疗。临床表现为单发或多发的，白色、蜡状、脐状的小结节（图 1-34、图 1-35），质地可软，亦可机化。

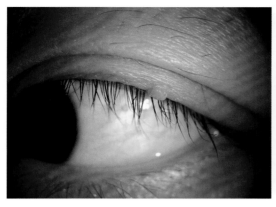
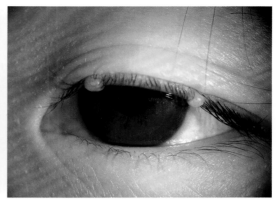

图 1-34 左眼上睑皮肤传染性软疣,为圆形隆起的白色结节,中央有脐凹

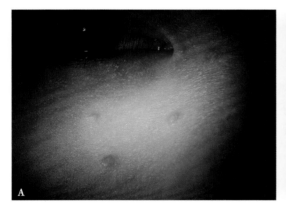
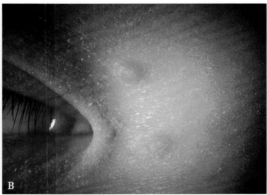

图 1-35 眼睑周围皮肤传染性软疣
A. 右眼下睑皮肤;B. 右眼鼻侧皮肤

图解:眼睑单纯疱疹病毒感染,临床表现为簇状半透明小泡组成的疱疹,以后结痂脱落,多不留痕迹,但容易复发。眼睑带状疱疹病毒感染多伴有感冒、劳累、精神紧张等起因,发病前有前驱症状如发热、全身不适等。眼睑带状疱疹病毒感染多系三叉神经眼支受累,表现为额部及上眼睑等部位皮肤潮红、透明水泡、结痂脱落、永久瘢痕形成。

眼睑和睑缘是传染性软疣好发部位,由痘病毒科中的传染性软疣病毒引起,具有传染性,表现为圆形小结节中央脐状凹陷。

七、眼睑寄生虫感染

眼睑的寄生虫感染临床并不少见。目前已知可感染眼睑的寄生虫包括毛囊蠕形螨(图 1-36)及阴虱(图 1-37)。毛囊蠕形螨感染的多数病例无自觉症状,大量螨虫使眼睑红肿并伴瘙痒。特征性的类管状(套袖)病变由皮肤产生扩展至睫毛基底部 0.5～1mm。眼睑虱病则由阴部虱虫(阴虱)及其卵(虮)的感染引起。

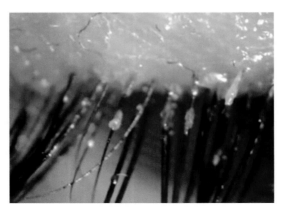

图 1-36　眼睑睫毛毛囊蠕形螨感染

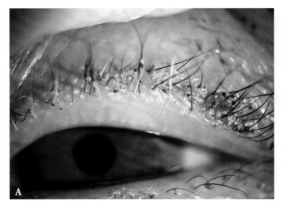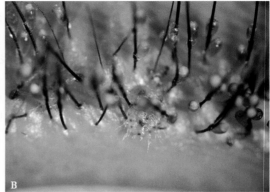

图 1-37　眼睑阴虱感染
A. 睫毛根部附着的虱虫及睫毛远端附着的大量虱卵；B. 睫毛根部放大

　　图解：眼睑毛囊蠕形螨感染多数病例无自觉症状，但感染的蠕形螨数量较大时，患者睑缘红肿、有大量分泌物，睑缘皮肤睫毛根部出现套袖样病变，此时睑缘炎症的控制需要在除螨的基础上进行。眼睑也可见到阴虱的感染，睫毛上的阴虱难以用药物去除，多采用剪去或拔除病变睫毛，注意局部卫生的治疗方式。

八、过敏性睑皮炎

　　眼睑湿疹是过敏性睑皮炎常见类型，它是由内外因素共同引起的具有明显渗出或鳞屑的皮肤炎症反应，可为全身或面部湿疹的一部分，也可单独眼睑发病。患者常自觉发痒或烧灼感，急性者眼睑突然红肿，继而出现丘疹、水疱或脓疱，不久糜烂结痂；亚急性者症状较缓，常迁延不愈；慢性者由急性或亚急性湿疹转变而来，眼睑皮肤粗糙肥厚，呈苔藓状，表面有鳞屑脱落（图 1-38）。

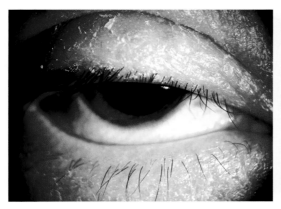
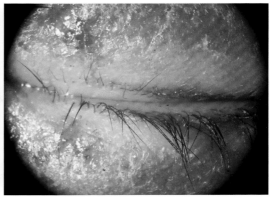

图 1-38 过敏性睑皮炎,表现为眼睑红肿、皮肤粗糙,有鳞屑脱落,结膜轻度充血

图解:引起过敏性睑皮炎的因素很多,如局部药物、染发剂、化妆品,也可以是全身接触某些致敏物质产生全身过敏的一部分。根据主观强烈的痒感及典型皮损特征,过敏性睑皮炎的诊断多不困难,去除致病因素联合抗过敏治疗多可消除患者症状。

第三节 眼睑肿瘤

眼睑肿瘤分为良性和恶性两大类。良性肿瘤主要包括色素痣、鳞状(基底)细胞乳头状瘤、黄色瘤、血管瘤;恶性肿瘤主要包括基底细胞癌、鳞状细胞癌、皮脂腺癌。

一、眼睑良性肿瘤

(一)良性黑色素细胞性肿瘤

良性黑色素细胞性肿瘤,又称色素痣。色素痣可在青春期色素沉着加深,其外观和分类取决于其在皮肤内的位置,分为如下三类:①皮内痣,临床最为常见,组织病理学可见痣细胞完全位于真皮内。常突出于皮肤表面,可以含有或不含有色素,是最常见的一种类型,皮内痣位于睑缘时,可能伴有睫毛生长。一般无恶变倾向(图 1-39~图 1-43)。②交界痣,与皮肤面相平,局部呈现均匀的棕黄褐色。病灶内的痣细胞位于表皮和真皮的交界处。③复合痣,同时具有皮内痣和交界痣两种组织结构。

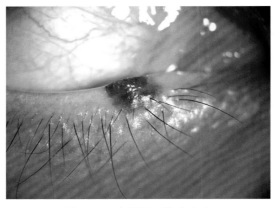

图 1-39 右眼下睑缘皮内痣

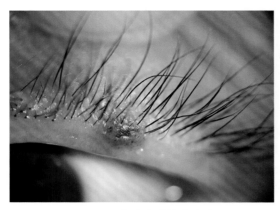

图 1-40 左眼上睑缘皮内痣

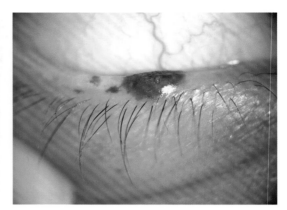

图 1-41 左眼下睑缘皮内痣

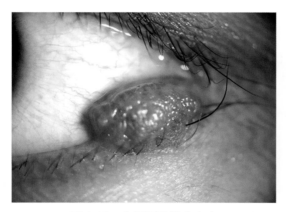

图 1-42 左眼下睑缘皮内痣

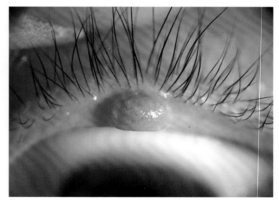

图 1-43 左眼上睑缘无色素性皮内痣

图解： 眼睑色素痣属于眼睑皮肤良性肿瘤，皮内痣一般无恶变倾向，但交界痣和复合痣有进展为恶性黑色素瘤潜在的可能性，本病一般无需治疗，如有美观要求，或存在慢性刺激、怀疑有恶变可能，可手术切除，但术后组织必须进行组织病理学检查，以进一步明确病变性质。

（二）鳞状细胞乳头状瘤

鳞状细胞乳头状瘤是眼睑最常见的良性病变，也称纤维上皮息肉、软垂疣或皮肤乳头状瘤。病变可单发或多发，常累及睑缘，表面可有角质蛋白形成的角化物覆盖，颜色可与邻近正常眼睑皮肤相同，可以无蒂或有蒂（图1-44）。

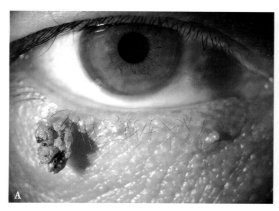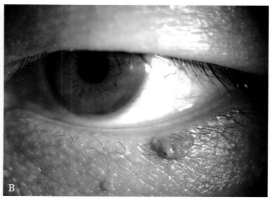

图 1-44　双眼鳞状细胞乳头状瘤

A．右眼下睑乳头状隆起肿物，呈淡棕褐色，表面不光滑，被覆较厚角化物及结痂；B．左眼下睑肿物轻隆起，淡灰褐色，表面呈低乳头状

图解：眼睑鳞状细胞乳头状瘤常发生于老年人，表现为鳞状上皮细胞良性增生，颜色可与正常皮肤相似。组织病理学上表现为肿物表面呈指状突起，中央有血管芯，鳞状细胞增生，表面被覆角化物。

（三）基底细胞乳头状瘤

基底细胞乳头状瘤也称脂溢性角化病、脂溢性疣或老年疣，是发生于中老年人眼睑和面部最常见的皮肤病变（图 1-45）。

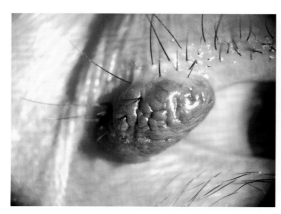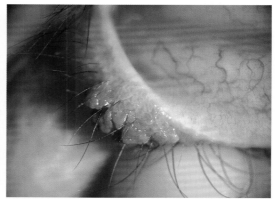

图 1-45　左眼上睑基底细胞乳头状瘤

病变为褐色，边界清晰，表面欠光滑，呈高低不平分叶状或疣样突起的赘生物

图解：眼睑基底细胞乳头状瘤表现为褐色或深棕褐色，边界清楚的分叶状（可有低乳头状）赘生物，病变轻度隆起，质软，可单发或多发，大小从几毫米至几厘米不等。

（四）黄色瘤

眼睑皮肤黄色瘤很常见，常双侧发生，多见于老年患者或高胆固醇血症患者。临床表现为黄色皮肤斑块，多位于上眼睑的内侧部分（图 1-46）。

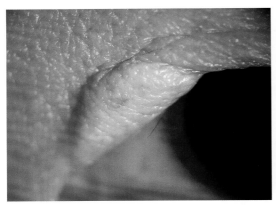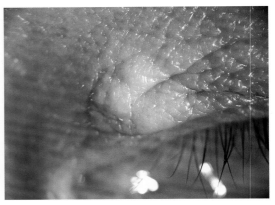

图 1-46 眼睑皮肤黄色瘤
病变区皮肤呈质软的扁平黄色斑，微隆起，与正常皮肤界限清晰

图解：眼睑黄色瘤为良性眼睑肿物，预后良好，一般无需治疗，必要时可检查血清胆固醇和甘油三酯，如果有外观要求，可施行病变皮肤全层切除或合并皮瓣移植术。

二、眼睑恶性肿瘤

（一）基底细胞癌

基底细胞癌是眼睑最常见的恶性肿瘤，约占眼睑恶性上皮性肿瘤的 85%～95%，肿瘤由表皮基底层细胞分化而来，紫外线照射为其最重要的危险因素。最常发生于下睑（图 1-47），约占全部病例的 2/3，其次为内眦部（图 1-48）、上睑和外眦部。

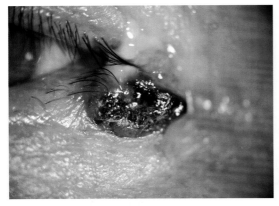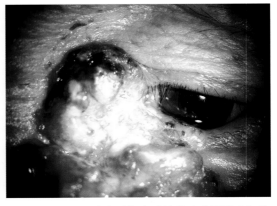

图 1-47 眼睑色素型基底细胞癌，中央溃疡形成，表面大量坏死组织附着，周边病灶边缘隆起

图 1-48 左眼下睑内眦部皮肤结节溃疡型基底细胞癌，肿物表面大量坏死组织附着，边缘隆起

图解：临床上眼睑基底细胞癌以结节溃疡型基底细胞癌最为多见，外观呈质硬的结节，表面毛细血管扩张，随着病变逐渐扩大，中央发生溃疡，周边边缘隆起，呈浅凿样溃疡。色素型基底细胞癌形态学上与结节溃疡型相似，但有黑色素沉着。硬斑或硬化性基底细胞癌呈灰白色硬性斑块，边界不清，呈扁平状，临床上不易早期发现。

（二）睑板腺癌

眼睑皮脂腺癌起源于睑板腺和睫毛根部的皮脂腺，多数来自睑板腺，在我国占眼睑恶性肿瘤的第二位，该病多发生于中老年人，以女性多见（图1-49～图1-51）。

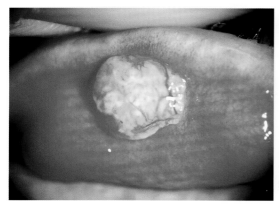

图 1-49　左眼上睑睑板腺癌，表现为隆起于睑结膜表面的黄色、界限清晰的睑板腺肿物，表面可见大量新生血管长入

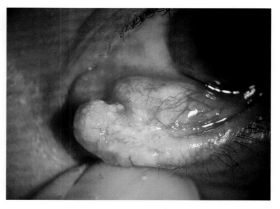

图 1-50　左眼下睑睑板腺癌，鼻侧下睑缘及睑板呈弥漫增厚外观，相应部位可见黄色实性隆起肿物，表面可见丰富的新生血管

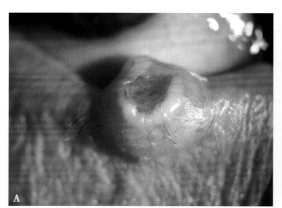

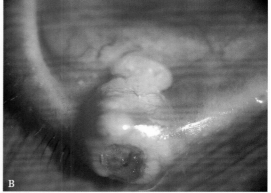

图 1-51　右眼下睑缘睑板腺癌
病灶为孤立隆起的硬结，边界清楚，肿物中央睑板腺开口处可见火山口样溃疡
A. 睑缘；B. 睑结膜

图解：睑板腺癌临床表现多样，疾病初期为眼睑内坚韧的小结节，与睑板腺囊肿相似，其后肿物逐渐增大，睑板呈弥漫性斑块状增厚，相应睑结膜面呈黄色实性隆起（见图1-49～图1-51）。本病易被误诊为睑板腺囊肿或睑缘炎。以手术治疗为主，术中应标记待送检的肿物边缘，以利于通过组织病理学检查确认手术切缘是否切除干净，如果肿瘤已累及结膜或眼眶，需要考虑扩大范围的眶内容剜除术。

三、眼睑变性类疾病

（一）类脂蛋白沉积症

类脂质蛋白沉积症又称 Urbach-Wiethe 病或皮肤黏膜透明蛋白变性，是一种罕见的遗传性疾病。常发生于婴儿，皮肤、黏膜或内脏有无定形嗜伊红透明物质沉积。临床上声音嘶哑为其最早表现，出生后不久产生并持续终生；眼睑串珠样丘疹为其最具特征的皮肤表现（图 1-52、图 1-53）；脑、肾亦可受累。

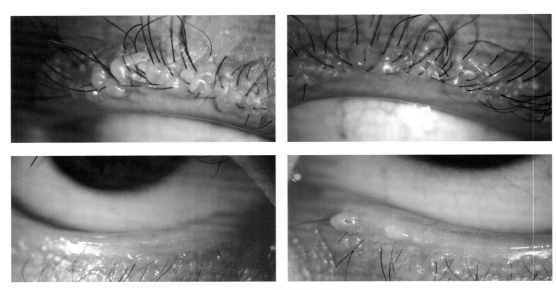

图 1-52　双眼睑缘串珠样丘疹
以上睑为著，丘疹样物密集排列，直径约 2～10mm，无睫毛脱落

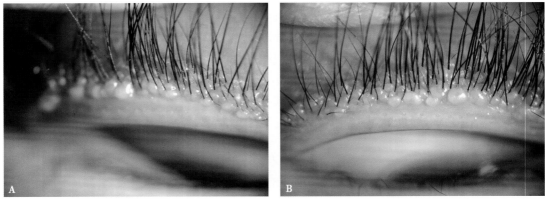

图 1-53　双睑缘白色串珠状小丘疹，密集排列，直径 2～10mm
A. 右眼；B. 左眼

（二）眼睑淀粉样变性

眼睑淀粉样变性是由于蛋白代谢障碍出现的一种生理上不存在的均质性蛋白性物质在眼睑沉积而引起功能障碍的异物肉芽肿反应（图 1-54）。

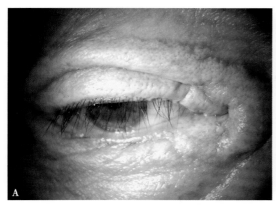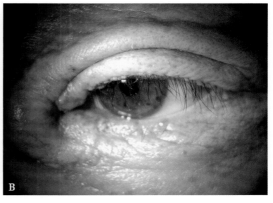

图 1-54　双眼睑淀粉样变性

表现为眼睑皮肤下肿块，皮肤色蜡黄，上睑弥漫增厚肥大，质地变硬，并伴上睑下垂

A. 右眼；B. 左眼

　　图解：类脂蛋白沉积症是一种罕见的常染色体隐性遗传病，患者常表现为声音嘶哑，眼睑部典型的皮肤改变，组织病理学检查发现无定形均质状嗜伊红物质沉积，可以明确诊断。进行基因连锁分析，有研究证明致病基因为 *ECM-1* 基因。目前，此病尚无确切的治疗方法，少数报道用类固醇或亲脂药物治疗有效。

　　眼睑淀粉样变性是淀粉样蛋白沉积于眼睑组织引起的慢性代谢性疾病，病因未明。可侵犯全身多种器官，也可仅局限于皮肤（见图 1-54）。无需特殊处理，随诊时，需关注是否有眼眶受累。

第四节　睫　毛　病　变

　　睫毛由上下眼睑的前唇长出，其根部穿行于眼轮匝肌和 Biolan 肌肉之间，在前部眼睑边缘处穿出皮肤并弯曲、远离眼球表面。上睑睫毛较下睑多，约 100～150 根，长度 8～12mm。下睑睫毛约 50～70 根，长度 5～8mm。闭眼时上下睫毛不会交织，睫毛一般寿命 3～5 个月，睫毛的功能为遮挡和防止灰尘和异物进入眼内，同时起到垂帘作用，减弱过强的光线进入眼内。睫毛的后方即睑缘后唇，可见一行排列整齐的睑板腺开口。

一、倒睫与乱睫

　　倒睫与乱睫是指睫毛向后方（倒睫）或不规则（乱睫）生长，以致接触刺激到角膜、结膜，可伴有或不伴有睑内翻的表现，多由睑缘部瘢痕收缩所致。倒向角膜表面生长的睫毛（图 1-55～图 1-57），不但经常摩擦角膜上皮，引起异物感、怕光、流泪等症状，长期刺激可导致角膜上皮损伤（图 1-56）从而形成角膜溃疡，继而形成角膜云翳、血管翳。乱生的睫毛不规则生长，可发生于长时间的瘢痕性结膜炎，如瘢痕性类天疱疮、Steven-Johnson 综合征和化学性损伤后。

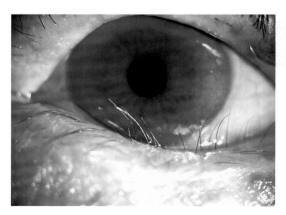 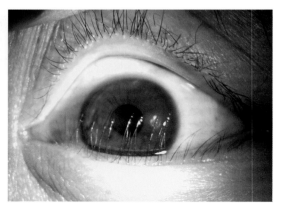

图 1-55　右眼下睑倒睫　　　　　　　图 1-56　左眼下睑倒睫伴有角膜上皮缺损

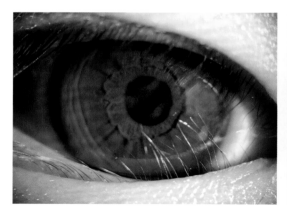 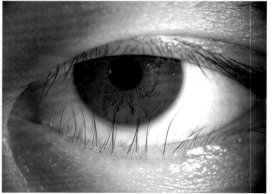

图 1-57　双眼下睑倒睫

　　图解：凡可能引起睑内翻的疾病均有可能造成倒睫，检查倒睫时需嘱患者下视，如果有睫毛接触角膜，就属于倒睫。对于倒睫数量少的患者，可以拔除倒睫或行电解毛囊治疗；如果倒睫数量较多，则应手术矫正。

二、双行睫

　　双行睫是指由睑板腺开口处长出异常的第二排睫毛，可由先天（少见）或慢性炎症（常见）所致（图 1-58、图 1-59）。

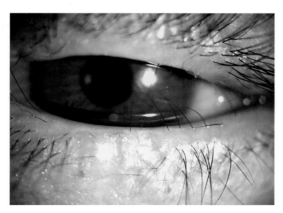

图 1-58　左眼下睑双行睫

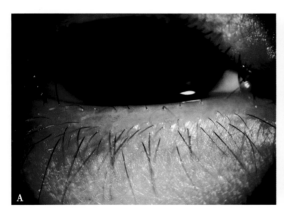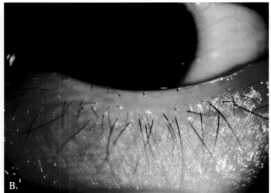

图 1-59　双眼下睑双行睫
A. 左眼；B. 右眼

图解：先天性双行睫是一种相对罕见的常染色体显性遗传性疾病，呈现家族聚集性。其发病过程是原本要分化成睑板腺的原始上皮性胚芽细胞发育成一个完整的毛囊皮脂腺组合体时出现的病变；后天获得性双行睫是由睑板腺化生并去分化变成毛囊引起。最重要的病因是瘢痕性结膜炎。区别于先天性双行睫，后天获得性双行睫的睫毛往往是无色素、发育不良的，通常有症状。

三、睫毛脱落

睫毛脱落是指睫毛的数量减少，甚至是睫毛的全部脱失（秃睫）（图 1-60、图 1-61）。其主要原因包括：局部病变（睑缘炎、眼睑肿瘤、烧伤）、皮肤病（全身脱毛发症、银屑病）或全身性疾病（黏液性水肿、系统性红斑狼疮、后天梅毒、瘤型麻风）等。

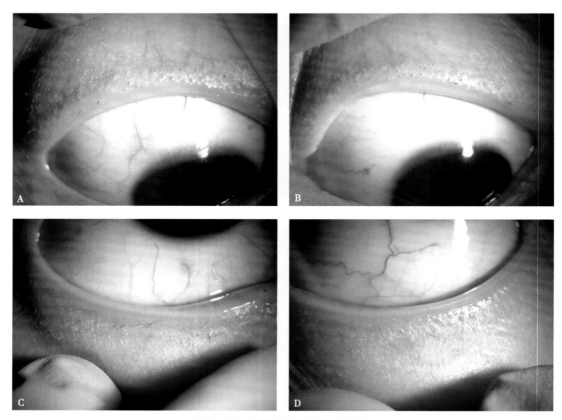

图 1-60 双眼上下眼睑睫毛脱落
A. 右眼上睑；B. 左眼上睑；C. 右眼下睑；D. 左眼下睑

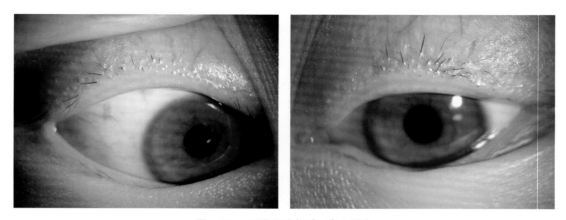

图 1-61 双眼上睑断睫，睫毛稀少

第二章 泪器疾病

泪器分为泪液分泌系统和泪液排出系统两大部分。分泌系统由泪腺、副泪腺、结膜杯状细胞组成。排出系统包括泪小点、泪小管、泪总管、泪囊和鼻泪管。发生在分泌系统或排出系统的病变，包括先天异常、炎症、变性和肿瘤，统称为泪器病。

第一节 干 眼

干眼（dry eye）是指由于泪液的量或质的异常引起泪膜不稳定和眼表的损害，从而导致眼部不适症状的一类疾病，这种疾病非常普遍，尤其是在绝经后妇女和老年人（图2-1～图2-6）。最常见的眼部症状是干燥、沙砾感以及烧灼感，以白天加重为特点。常存在后部睑缘炎（脂溢性）和睑板腺功能障碍。

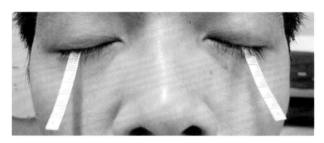

图2-1 泪液分泌实验

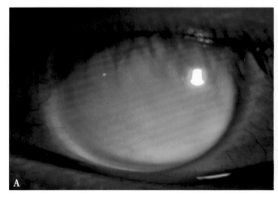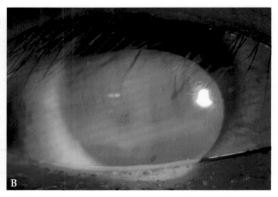

图2-2 泪膜破裂时间

A. 将荧光素涂于正常角膜表面并以钴蓝光观察，显示为均匀一致的结果；B. 维持睁眼，在4s时左眼颞上方及下方的泪膜出现破裂，荧光素褪色

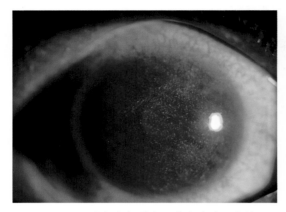

图 2-3 干眼患者角膜表面荧光素弥漫点染

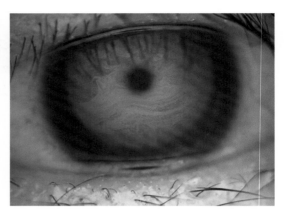

图 2-4 泪膜镜显示泪膜脂质层均匀涂布

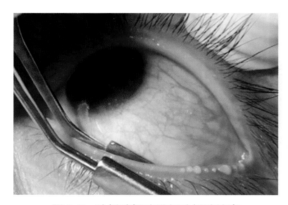

图 2-5 睑板腺镊法进行睑板腺按摩

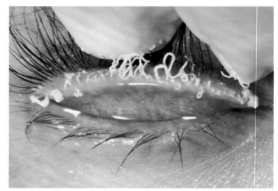

图 2-6 睑板腺按摩可见大量浓缩的牙膏样、油脂状物溢出

　　图解：干眼是一种多因素疾病，明确病因及诱发因素，对于采取针对性措施治疗干眼具有十分重要的意义。因此，临床在接诊患者时应尽量获得详尽的病史。干眼的常见致病因素，如不良生活习惯、导致干眼的全身疾病、口服药物。导致干眼发生的危险因素，包括老龄、女性、糖尿病、低湿度环境、吸烟、饮酒，以及视频终端综合征、肉毒毒素注射、眼部化妆、眼部美容手术等。目前，临床常用于干眼的检查方法有泪液分泌试验（Schirmer 试验）（见图 2-1）、泪膜破裂时间（见图 2-2）、眼表荧光素染色（见图 2-3）、泪膜脂质层定性（见图 2-4）定量检测、睑板腺功能检查（见图 2-5、图 2-6）、泪液渗透压检测等。另外，DEWS-Ⅱ从临床角度（干眼的症状和体征）提出了新的干眼诊断与分类标准，若患者具有眼表不适症状，但无眼表疾病相应的体征，应考虑神经性眼痛或临床前干眼；若患者无眼表不适症状，但有眼表疾病的体征，应考虑眼表神经营养性疾病或干眼倾向。

第二节　干燥综合征

　　干燥综合征（Sjögren syndrome，SS）是一种以淋巴细胞浸润和泪腺、唾液腺以及其他外分泌器官破坏为特征的自身免疫性疾病（图 2-7～图 2-9）。最常见的眼部症状是干燥、沙砾感以及烧灼感，以白天加重为特点。黏丝状分泌物、短暂性视物模糊、眼睑发红、结痂是其常见表现。

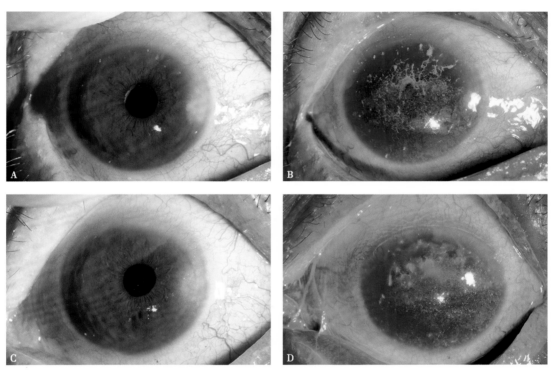

图 2-7　干燥综合征患者
双眼角膜上皮糜烂，角膜上皮荧光素弥漫点状着染伴角膜上皮丝状物
A. 右眼弥散光；B. 右眼钴蓝光；C. 左眼弥散光；D. 左眼钴蓝光

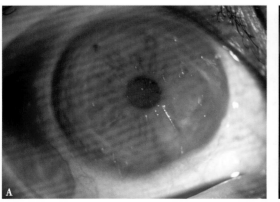
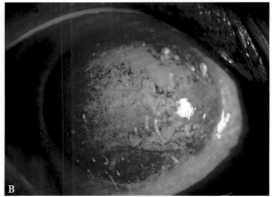

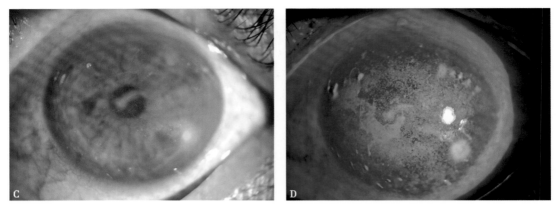

图 2-8 干燥综合征患者
双眼角膜上皮荧光素弥漫点状着染,伴角膜上皮丝状物
A. 右眼弥散光;B. 右眼钴蓝光;C. 左眼弥散光;D. 左眼钴蓝光

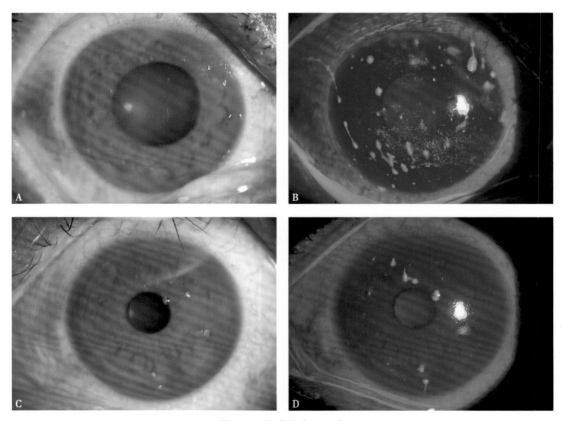

图 2-9 干燥综合征患者
双眼角膜上皮荧光素弥漫点状着染伴角膜上皮丝状物
A. 右眼弥散光;B. 右眼钴蓝光;C. 左眼弥散光;D. 左眼钴蓝光

  图解:干燥综合征(SS)是一种外分泌腺受累为主,以泪腺和唾液腺淋巴细胞浸润为特征的系统性自身免疫性疾病,超过 80% 的 SS 患者伴有眼干、口干、视疲劳和关节疼痛等症

状。SS 相关性眼病是一种进展性疾病，除眼干导致的生活质量下降外，还可引起角膜融解 / 穿孔、葡萄膜炎、巩膜炎、视网膜血管炎和视神经炎，进而影响患者视功能，此类患者出现危及生命的血管、淋巴组织增生性疾病的危险性也会增加。干燥综合征诊断强调唇腺活检灶性淋巴细胞浸润和抗 SSA/Ro 抗体阳性的重要性。体征上常存在后部睑缘炎（脂溢性）和睑板腺功能障碍，泪膜中可看到被脂质沾染的黏蛋白在泪膜中积聚成颗粒和碎片伴随每次眨眼而移动。角膜表现为点状角膜上皮糜烂伴荧光素染色（见图 2-7、图 2-8），亦可见由黏液条和上皮一起组成的丝状物，一端连接在角膜表面（见图 2-9）。目前，尚无根治 SS 的方法，常用对症治疗和替代治疗，以达到缓解症状，延缓疾病进展，提高生活质量的目的。

第三节 泪 腺 炎

泪腺炎可分为急性和慢性两种。急性泪腺炎系由于感染或特发性炎症使泪腺出现急性红肿、增大等（图 2-10～图 2-12）。慢性泪腺炎较急性泪腺炎多见，可由急性泪腺炎迁延而来。临床上按部位又可分为睑部泪腺炎和眶部泪腺炎。

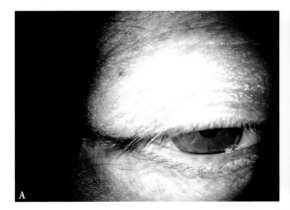
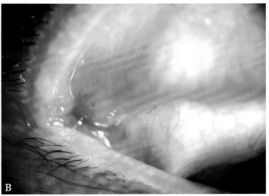

图 2-10　右眼泪腺炎，泪腺区局部肿胀
A. 右眼上睑颞侧肿胀；B. 翻开右眼上睑可见肿大的泪腺

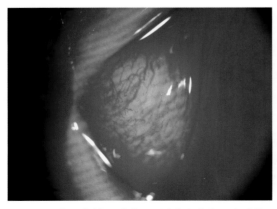
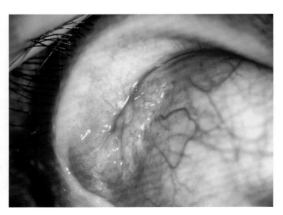

图 2-11　右眼急性泪腺炎，颞侧球结膜充血水肿著，可见泪腺充血、肿大

图 2-12　右眼泪腺炎伴颞侧球结膜淋巴细胞增生和慢性结膜炎

　　图解：急性睑部泪腺炎表现为上睑颞侧皮肤潮红、肿胀、疼痛伴流泪不适，睑缘可呈横"S"形下垂，肿胀可扩展到颞部、颊部，耳前淋巴结肿大有压痛，上睑颞侧睑部泪腺区可扪及质中软实性包块，有压痛，与眶壁无粘连。扒开眼睑时可见颞上方球结膜充血水肿，睑部泪腺组织充血肿胀隆起（见图2-10～图2-12），有黏液样分泌物，可伴有发热、头痛、全身不适。急性眶部泪腺炎的局部症状类似睑部泪腺炎，但是，临床症状和体征较睑部泪腺炎重，炎症累及的范围及深度均较睑部泪腺炎大，疼痛较剧烈，结膜水肿较轻。可在颞上方眶缘下扪及包块，局部有触痛。眼球可向内下方突出，向外、上运动受限并可伴有复视。患者可伴有发热、头痛、全身不适等症状。临床上亦可出现眶部泪腺和睑部泪腺同时受累的情况。

第四节　泪　囊　炎

　　泪囊炎包括慢性和急性泪囊炎两种，临床上以慢性泪囊炎最为常见，而急性泪囊炎常表现为慢性泪囊炎的急性发作。急性泪囊炎多由毒力较强的细菌感染所致，表现为泪囊区红、肿、热、痛，肿胀可蔓延到鼻根部（图2-13），累及同侧眼睑及面颊部，局部压痛明显，耳前淋巴结肿大。慢性泪囊炎的主要临床表现为溢泪，可并发慢性或复发性的单侧结膜炎；亦可表现为由黏液囊肿引起的内眦部无痛性肿胀；按压泪囊区可有黏液脓性分泌物从泪小管返流（图2-14）。

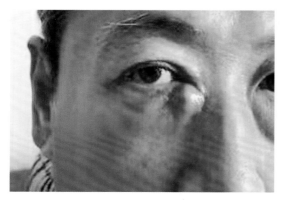 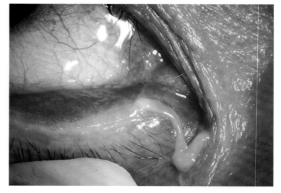

图2-13　急性泪囊炎患者，表现为泪囊区红、肿、热、痛，波及下眼睑及鼻根部皮肤

图2-14　右眼慢性泪囊炎患者，按压泪囊区有黏液脓性分泌物从泪小管流出

　　图解：导致泪囊炎常见的微生物包括肺炎链球菌、葡萄球菌、铜绿假单胞菌、肺炎克雷伯菌，以及流感嗜血杆菌等，有文献报道真菌亦可引起泪囊炎。儿童泪囊炎多由于先天性泪道狭窄、鼻泪管阻塞、泪囊憩室、外伤等引起；成人后天性泪囊炎可能与外伤、鼻泪管阻塞以及鼻窦炎有关。泪囊区有触痛、泪点处有黏液脓性分泌物（见图2-14）是泪囊炎诊断的重要体征。急性期泪囊炎可全身应用抗生素，如果指压泪囊区有波动感，可考虑泪囊区切开和排脓引流。急性期过后，伤口愈合，可行泪囊鼻腔吻合术。

第五节 泪小管炎

　　泪小管炎多由于泪小管与泪囊交界部分或泪总管阻塞,导致结膜囊细菌下行性感染所致。慢性泪小管炎是一种少见的疾病,常由放线菌(革兰氏阴性杆菌)感染引起。临床表现为单眼溢泪、泪小管水肿和泪小点外翻。使用玻璃棒挤压泪小管可见乳黄色分泌物排出,通常伴有硫磺样颗粒结石(图2-15~图2-18)。相比于泪囊炎,泪小管炎无鼻泪管阻塞和泪囊扩张等。

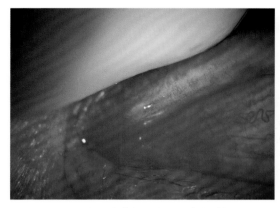

图2-15　左眼上泪小点部位充血、肿胀,挤压可见细小颗粒状物溢出

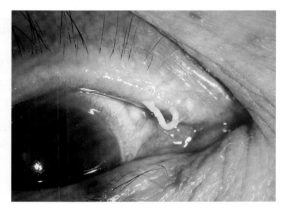

图2-16　右眼上泪小管内可见条形黄色分泌物

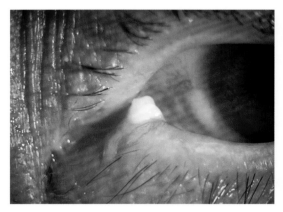

图2-17　挤压左眼下泪小管可见白色黏液脓性分泌物溢出

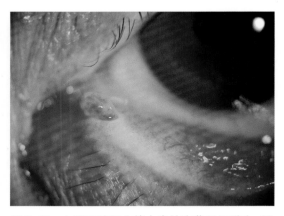

图2-18　左眼下睑泪小管内炎性肉芽组织增生,局部充血

　　图解:泪小管炎表现为泪小点周围组织红肿,眼睑内侧压痛,内眦部滤泡性结膜炎,经常可见泪小点及泪小管结石、黏液脓性分泌物、炎性肉芽组织等。泪道探通时有阻力,泪囊造影显示泪小管扩张。针对泪小管分泌物进行微生物检查及药敏实验,点用敏感抗生素,在此基础上可考虑行泪小管病灶刮除术或泪小管切开术。

第三章 结膜疾病

第一节 总 论

　　结膜与外界环境直接接触，易受外界理化因素的刺激，并与病原微生物接触，但是，眼表的特异性和非特异性防护机制使其具有一定的防御和抵抗感染的能力，当防御能力减弱或外界致病因素增强时，将引起结膜组织炎症发生，称为结膜炎，是眼科最常见的疾病。结膜炎重要的体征有结膜充血、结膜滤泡（图3-1）或乳头（图3-2）增生、结膜下出血（图3-3）、结膜水肿（图3-4）、结膜下物质沉积（图3-5）、伪膜（图3-6）和真膜、肉芽肿组织形成（图3-7）等。

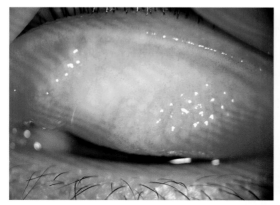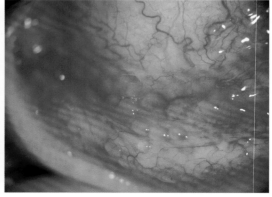

图3-1　结膜滤泡
为光滑的圆形隆起，半透明，直径约0.5～2.0mm，其中心为淋巴样的生发中心和纤维组织

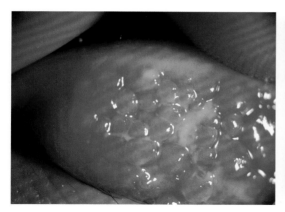 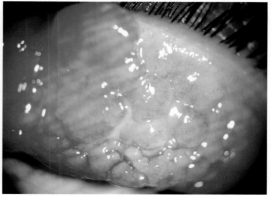

图 3-2　上睑结膜乳头

呈铺路石样外观，大小不等，乳头为隆起的圆形或多角形马赛克样外观，充血区域被苍白的沟隙分开，裂隙灯下可见每一个乳头内部均有一中央血管，并在乳头表面呈轮辐样散开

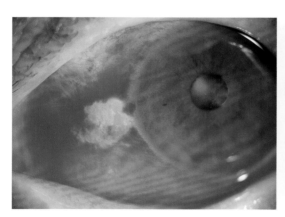 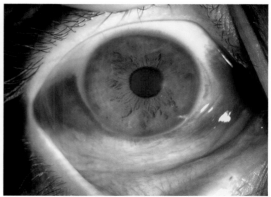

图 3-3　球结膜下出血

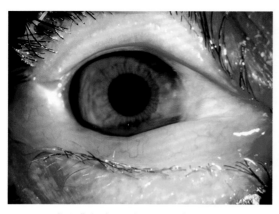 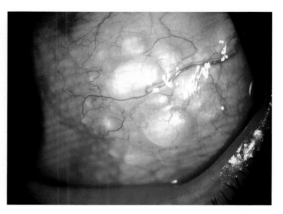

图 3-4　球结膜水肿，因炎症使结膜血管扩张、充血、渗出导致结膜组织水肿。球结膜及下穹窿结膜组织松弛，水肿时明显隆起

图 3-5　球结膜下脂肪沉积，患者行眼睑脂肪填充后，右眼球结膜下出现大量大小不等的脂滴沉积

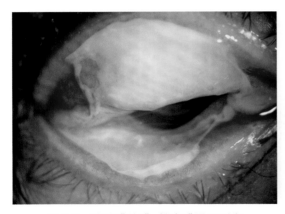

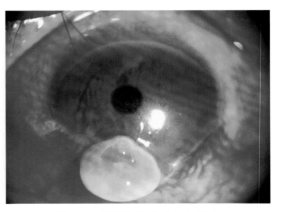

图 3-6 睑结膜伪膜,较真膜易于剥离　　　　图 3-7 结膜炎性肉芽组织增生

图解:结膜炎的体征非常重要,它为正确诊断各种不同类型结膜炎提供证据基础。但是,由于结膜炎病因的多样性,鉴别起来较为困难。因此,患者的临床检查、结膜刮片细胞学检查及病原微生物检查显得至关重要。如感染性结膜炎以双眼多见,伪膜性结膜炎以腺病毒感染多见,大量脓性分泌物以淋球菌感染多见等。结膜炎治疗多以局部治疗为主,开始可以常规经验性用药,在药敏结果出来后调整用药。对于淋球菌性结膜炎及沙眼需结合全身用药。

第二节　细菌性结膜炎

细菌性结膜炎是一种常见的感染性眼部疾病,约占所有结膜炎病例的 5%。当病人有结膜炎症和脓性渗出物时,应考虑该病。

一、单纯性细菌性结膜炎

单纯性细菌性结膜炎较为常见,且通常呈自限性。最常见的病原体为表皮葡萄球菌,革兰氏阴性菌如流感嗜血杆菌和莫拉菌属也较常见。临床表现为急性发作性结膜充血,并伴有异物感、烧灼感,晨起时眼睑可因夜间形成的黏液脓性分泌物引起粘连而睁眼困难(图 3-8～图 3-10)。

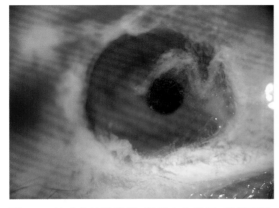

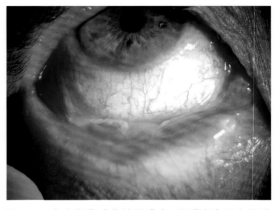

图 3-8 链球菌性结膜炎,结膜充血明显,结膜囊及角结膜表面见大量黏液脓性分泌物　　图 3-9 表皮葡萄球菌性结膜炎,结膜囊内见少许黏液脓性分泌物

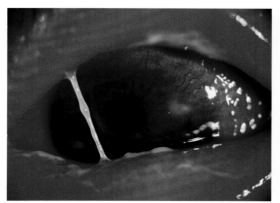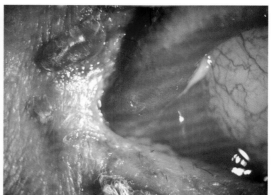

图 3-10 金黄色葡萄球菌性结膜炎,可见黏液脓性分泌物

二、淋球菌性角结膜炎

淋球菌性角结膜炎由革兰氏阳性淋病双球菌感染引起,表现为眼部急性起病,出现异常多的脓性分泌物,眼睑肿胀、疼痛,结膜高度充血、水肿(图 3-11),并不断有假膜形成,可伴有耳前淋巴结肿大或化脓性改变。严重病例中亦可发生角膜炎,早期可能在肿胀的球结膜和角膜缘间覆盖脓液的凹陷里出现边缘性角膜溃疡,该溃疡可能联合成环状,也可能直接出现中央部角膜溃疡,并很快穿孔(图 3-12),导致眼内炎。

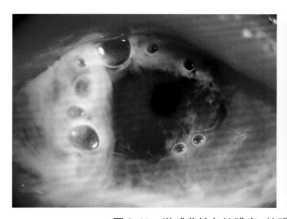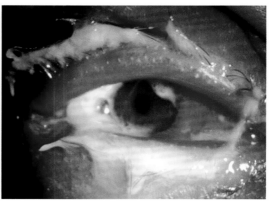

图 3-11 淋球菌性角结膜炎,结膜充血水肿,并伴大量脓性分泌物

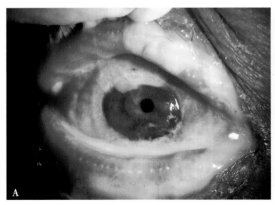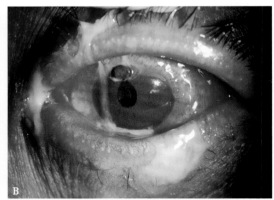

图 3-12 淋球菌性结膜炎，双眼结膜充血伴大量脓性分泌物
A. 右眼；B. 左眼上方近周边部角膜溃疡穿孔

图解：细菌性结膜炎起病较急，表现为结膜充血明显，结膜囊有大量脓性或黏液脓性分泌物，晨起时上下眼睑可被分泌物粘在一起，难以睁开。取结膜囊分泌物涂片或细菌培养，可明确致病菌和敏感药物，对抗生素的选择具有指导作用。细菌性结膜炎多双侧发病，具有自限性，局部治疗可有效缓解病情，缩短病程。由淋球菌和脑膜炎双球菌感染引起的结膜炎，常单眼起病，但很快发展成双眼。

第三节　病毒性结膜炎

一、腺病毒性角结膜炎

腺病毒所致眼病表现轻重不一，常通过眼部分泌物和呼吸道传播，具有高度传染性。当检查高度怀疑是腺病毒性结膜炎时，必须采取必要的防护措施以防被传染，如彻底洗手、使用医用乙醇消毒眼科器械等。临床上，腺病毒常引起咽结膜热和流行性角结膜炎。所引起的结膜炎通常急性发作，伴有水样分泌物，慢性结膜充血，结膜常中度肿胀且在睑结膜上有滤泡形成。严重病例可见边界不清的结膜下出血和假膜形成（图 3-13）；所引起的角膜炎包括三个阶段的病变。①第一阶段：发病 7 天内弥散性角膜上皮病变，反复持续约 2 周；②第二阶段：发病后 1 周短暂性、局灶性的角膜上皮炎症；③第三阶段：上皮下浸润（图 3-14～图 3-17），不治疗可持续存在数月到数年，部分病例可出现角膜瘢痕。

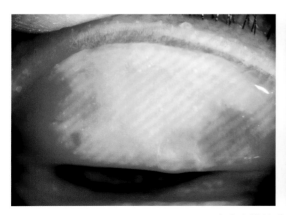
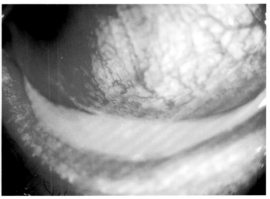

图 3-13　腺病毒性结膜炎结膜充血、假膜形成

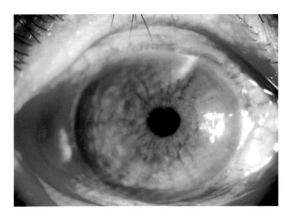
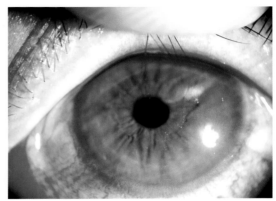

图 3-14　腺病毒性结膜炎, 角膜上皮下灰白色浸润　　图 3-15　腺病毒性结膜炎, 角膜上皮下灰白色浸润

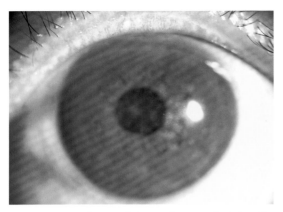
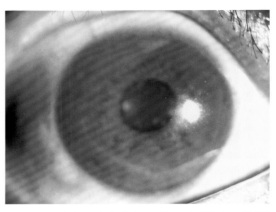

图 3-16　腺病毒性结膜炎, 角膜上皮下灰白色浸润　　图 3-17　腺病毒性结膜炎, 角膜上皮下灰白色浸润

二、单纯疱疹病毒性结膜炎

常继发于伴有原发性单纯疱疹病变的病例。临床表现为眼睑及眶周皮肤呈现片状疱疹性病变（图 3-18），同时伴有局部水肿、水样分泌物，结膜表现为同侧反应性结膜滤泡增生，淋巴结肿大常不明显。

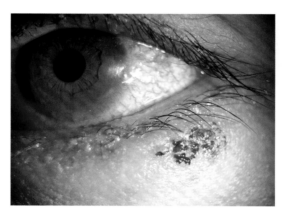

图 3-18　左眼疱疹病毒性结膜炎，合并下眼睑皮肤疱疹

图解： 最常见的病毒性结膜炎是由腺病毒感染引起的结膜炎，腺病毒属于 DNA 病毒，感染眼部可出现影响视力的并发症，如腺病毒性角膜炎，角膜上皮下出现灰白色浸润或混浊病灶，累及视轴区，同时腺病毒性结膜炎可引起结膜下出血，为该病毒致病性的一个特点。对于病毒性结膜炎的诊断并非所有患者都需要进行病毒病原体检测，但是，这些数据对于公共卫生传染病的监控具有重要的意义。

第四节　衣原体性结膜炎

沙眼是由沙眼衣原体引起的一种慢性传染性结膜角膜炎，因其在睑结膜表面形成粗糙不平的外观，形似沙粒，故名沙眼，主要由沙眼衣原体血清型 A、B、Ba、C 型引起。多发生于青少年时期，主要病变为进行性滤泡性结膜炎（图 3-19），并散发存在乳头增生炎性浸润。所引起的慢性结膜炎常累及全部结膜，以上睑结膜为著（图 3-20），在轻微病例中常导致边界清楚的线状或星形瘢痕生长，在严重病例中可见融合性线性瘢痕（Arlt 线）。进行性的结膜瘢痕，可导致眼睑变形，形成倒睫和眼睑内翻（图 3-21），并可损伤结膜杯状细胞、泪腺组织及泪道系统。角膜缘滤泡增生是独一无二的特征，滤泡溶解后产生了特征性的压迹（Herbert 沟）。所引起的角膜炎可从上皮下角膜炎进展到前部基质炎以及血管翳形成。沙眼终末期角膜溃疡、混浊可严重影响视力甚至造成失明。

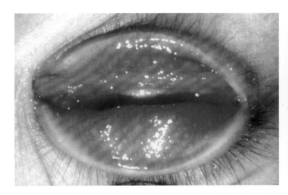
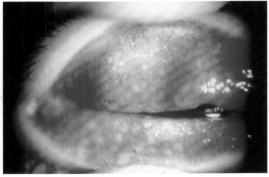

图 3-19 沙眼滤泡性结膜炎
结膜急性充血、大量滤泡增生

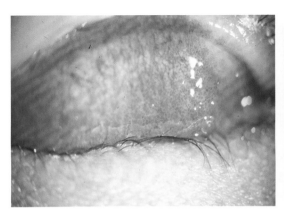
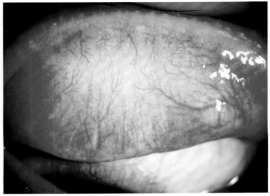

图 3-20 上睑结膜血管模糊

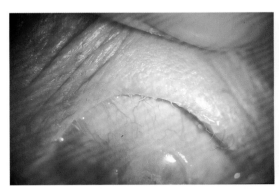
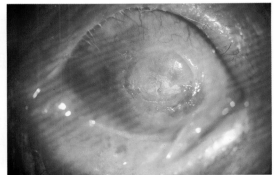

图 3-21 睑缘瘢痕，形成倒睫和眼睑内翻，角膜溃疡、混浊，周边角膜血管翳

图解：衣原体感染是常见的致盲原因之一，多数眼部衣原体感染是由沙眼衣原体引起，其中 A～C 型导致沙眼，D～K 型导致包涵体性结膜炎，L1～L3 型导致性病淋巴肉芽肿。此外，鹦鹉热衣原体也是衣原体性结膜炎的病因。活动性沙眼表现为滤泡性结膜炎，上睑结膜出现典型的乳头肥大、淋巴滤泡以及炎性浸润。沙眼引起的角膜并发症包括：弥漫点状角膜上皮病变、角膜基质浸润、角膜血管翳、角膜混浊等。沙眼所致的睑内翻和倒睫是角膜混浊的重要原因，及时手术矫正是避免沙眼盲的重要手段。

第五节 变态反应性结膜炎

变态反应性结膜炎是结膜对外界过敏原产生的一种超敏反应。它主要由Ⅰ型变态反应（体液介导）及Ⅳ型变态反应（细胞介导）引起的，其中以Ⅰ型变态反应所致的变态反应性结膜炎最为常见。Ⅰ型变态反应所致的变态反应性结膜炎呈速发型，主要表现为过敏性结膜炎，包括季节性过敏性结膜炎、常年性过敏性结膜炎、巨乳头性结膜炎、春季卡他性角结膜炎、异位性角结膜炎等。Ⅳ型变态反应所致的变态反应性结膜炎呈迟发型，主要有泡性结膜炎。

一、过敏性结膜炎（Ⅰ型变态反应）

过敏性结膜炎是最常见的眼部变态反应性疾病，是对空气传播抗原物质的高度敏感反应，患者常合并有鼻部症状。临床主要表现为急性短暂性眼红、痒、水肿，可能合并有喷嚏和卡他性鼻分泌物。眼睑可有轻中度水肿，严重病例可见眶周水肿。结膜可因水肿充血呈乳白色或粉红色外观。

（一）春季卡他性角结膜炎

春季卡他性角结膜炎是一种双侧慢性外眼疾病，又称春季角膜结膜炎（vernal kerato-conjunctivitis，VKC）。VKC主要影响儿童和青年，在春季最为常见。临床表现为眼部奇痒，可能并发畏光、流泪、异物感、烧灼感，时有浓稠的黏液样分泌物。主要病变在睑结膜及角结膜缘（好发于黑色人种）。睑结膜病变表现为睑结膜充血，乳头增生，多数在上睑结膜，并且睑结膜乳头增大变平呈鹅卵石样或铺路石样外观（图3-22、图3-23）。活动期以红色、肿胀、密集排列的乳头为特征；当炎症减轻时，乳头减少，但有时也会出现于角结膜缘区域的结膜。角膜缘病变以角膜缘表面出现光滑微隆起的胶样结节为特征（图3-24），并有散在的乳白色浅表斑点（Trantas结节），主要为嗜酸性粒细胞聚集而成。角膜病变最早期表现为点状上皮病变，持续上皮脱失导致大范围的侵蚀斑（图3-25），如被黏液覆盖，则不能被泪液湿润，上皮难以再生，则会形成角膜白斑。上皮下瘢痕形成是角膜严重受累的体征。

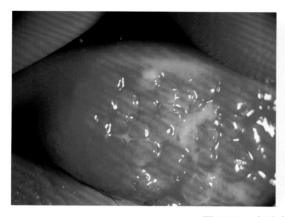 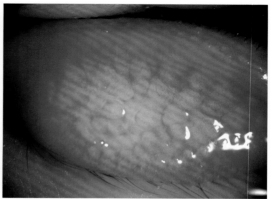

图3-22 春季卡他性角结膜炎
结膜充血，上睑结膜乳头增生呈铺路石样外观

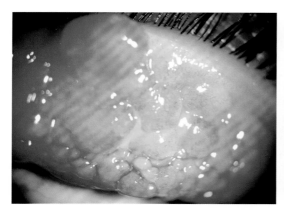
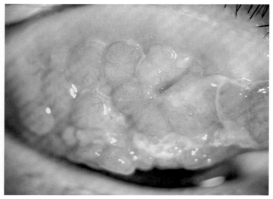

图 3-23 春季卡他性角结膜炎
上睑结膜乳头增生呈铺路石样外观，大小不等，表面附着黏性分泌物

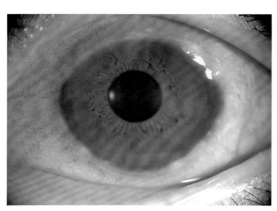
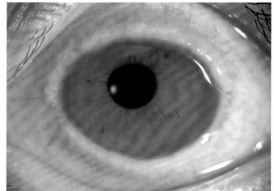

图 3-24 春季卡他性角结膜炎，角膜缘胶样结节

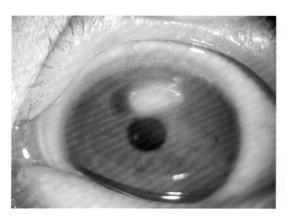
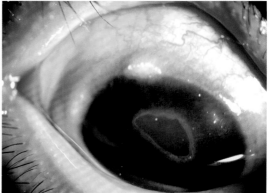

图 3-25 春季卡他性角结膜炎，盾性角膜溃疡

（二）巨乳头性结膜炎

机械性乳头性结膜炎是巨乳头性结膜炎的严重类型，可继发于各种对睑结膜的机械性刺激，最常见的是长期配戴角膜接触镜引起的巨乳头性结膜炎（图3-26），称为接触镜相关乳头性结膜炎。当接触镜上存在蛋白质沉积物和细胞碎屑时，患此病的风险增加；亦可能与义眼、暴露的眼内缝线或巩膜扣带、不规则的角膜表面或滤过泡相关。患眼奇痒、流泪，上睑结膜充血和乳头增生，根据定义，巨乳头指的是直径＞1mm的乳头。

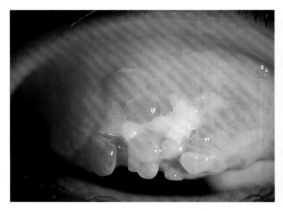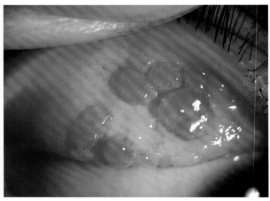

图3-26　接触镜相关巨乳头性结膜炎

上睑结膜巨大乳头、表面黏液附着

　　图解：过敏性结膜炎是常见的眼表疾病，尽管大多数过敏性结膜炎不会导致患者永久性视力丧失，但临床上也可见春季卡他性角结膜炎患者因严重的盾性角膜溃疡而发生穿孔的病例。过敏性结膜炎症状和体征比较典型，如眼红、眼痒、水样分泌物增多；春季卡他性角结膜炎多表现为结膜乳头样增生，主要位于上睑结膜和角膜缘。对于过敏性结膜炎的治疗，在急性期或者病情严重时期，应给予局部糖皮质激素冲击治疗，并且同时给予肥大细胞稳定药物或双重作用药物，多数患者可得到控制。目前大量研究表明环孢素A和他克莫司对春季卡他性角结膜炎治疗有效。

二、泡性结膜炎（Ⅳ型变态反应）

泡性角结膜炎是眼表组织对微生物蛋白质的迟发型超敏反应，属于感染免疫性疾病，致病相关的微生物蛋白质包括：结核杆菌的结核菌素、金黄色葡萄球菌蛋白、衣原体或寄生虫虫体蛋白。临床上根据发病的部位可分为泡性结膜炎、泡性角结膜炎和泡性角膜炎（图3-27）。本节主要介绍泡性结膜炎，关于泡性角膜炎请参见第四章第二节。

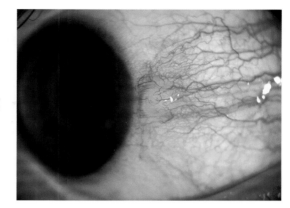

图 3-27 右眼泡性结膜炎
泡性结节位于鼻侧球结膜，直径约 2mm，结节周围结膜限局性充血

图解：泡性结膜炎的泡性结节多位于球结膜，好发于睑裂部，为圆形灰粉红色小结节，边界清楚，直径约 1～4mm，结节周围结膜限局性充血。结节易破溃，顶端可形成溃疡。随后上皮愈合，一般不留瘢痕。有时泡性病变此起彼消，反复出现；在较严重的病例，有时形成较大的溃疡，病变深及浅层巩膜，愈后遗留瘢痕。有时在角膜缘及附近球结膜上可见多个粟粒样细小结节，沿角膜缘排列，称粟粒性泡性角结膜炎，该结节可不经破溃即消失，也可相互融合形成溃疡。

第六节 皮肤黏膜疾病相关性结膜炎

一、瘢痕性类天疱疮

瘢痕性类天疱疮是少见、特发性、慢性、进行性、自身免疫性皮肤黏膜疾病，主要病变特征为自身抗体沿黏膜的基底膜沉积，从而形成慢性炎症过程，表现为上皮下纤维化（图 3-28）、穹窿部缩短（图 3-29）、睑球粘连及眼表角化（图 3-30～图 3-32）。通常双眼发病，但两侧病变严重程度多不对称，与发作时间及病变进展程度有关。

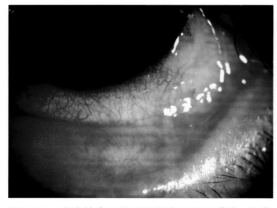

图 3-28 瘢痕性类天疱疮早期表现为结膜炎，结膜弥漫性充血伴轻度结膜纤维增生

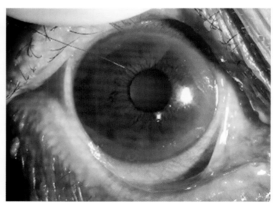

图 3-29 瘢痕性类天疱疮中期表现为结膜中度纤维化伴穹窿部缩短和睑球粘连形成

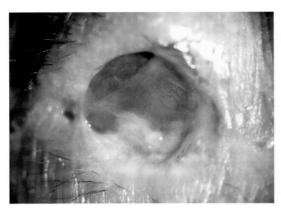
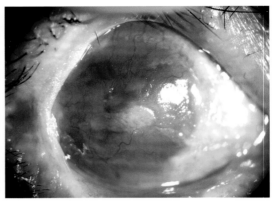

图 3-30 瘢痕性类天疱疮晚期上下睑缘粘连
累及泪阜和半月皱襞,角膜表层角化,新生血管长入,结膜组织纤维化伴变性

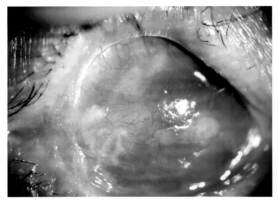
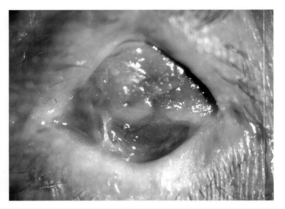

图 3-31 瘢痕性类天疱疮睑球粘连、结膜囊缩窄、角膜表层角化伴新生血管生长

图 3-32 瘢痕性类天疱疮晚期角膜表层角化、角结膜组织糜烂坏死,重度睑球粘连

图解:眼部瘢痕性类天疱疮临床症状缺乏特异性,如刺激感、烧灼感和流泪等,按发病顺序,体征表现为结膜炎,乳头样增生伴弥漫性结膜充血,继而形成结膜下水疱,破裂后产生结膜溃疡和假膜形成,随后特征性改变为结膜慢性炎症,最终上皮下纤维化,结膜挛缩。常引起睑球或睑缘粘连、泪道阻塞,以及角膜表层角化、新生血管长入和溃疡(见图 3-31、图 3-32),甚至继发细菌感染。

二、Stevens-Johnson 综合征

Stevens-Johnson 综合征是急性、累及皮肤和黏膜的新生血管性疾病,常表现为急性水疱病变,多见于年轻健康个体,男性较女性常见(图 3-33～图 3-35)。发病因素为患者对药物的高敏感性,少部分患者也可由肺炎衣原体或单纯疱疹病毒感染所致。

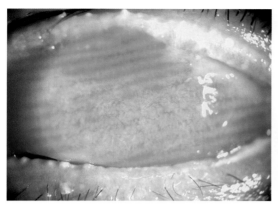
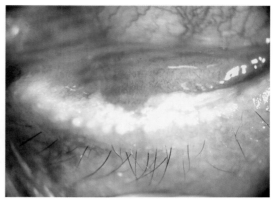

图 3-33　Stevens-Johnson 综合征
睑缘角化、睑板下沟附着大量分泌物、结膜充血

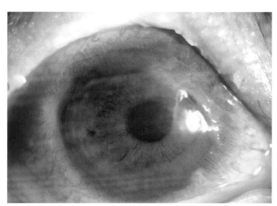
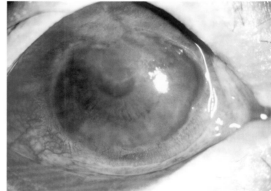

图 3-34　Stevens-Johnson 综合征
睑缘角化、结膜充血、角膜上方灰白色浸润

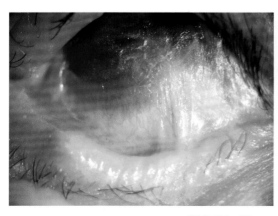
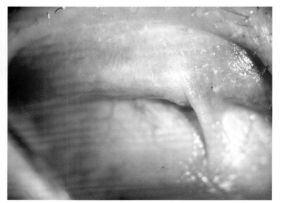

图 3-35　Stevens-Johnson 综合征
结膜充血、睑球粘连，角膜表面干燥，角膜上皮结膜化，呈现皱褶样外观

图解：Stevens-Johnson 综合征基本损害为皮肤和结膜的血管性炎症。眼部可表现为眼睑肿胀结痂；轻者表现为短暂性、乳头状结膜炎，愈合后无后遗症；重者表现为重度膜性或假膜性结膜炎，累及双眼球结膜和睑结膜，局部束状纤维变性，形成睑球粘连、乱睫和继发性角膜病变。Stevens-Johnson 综合征角膜瘢痕形成与眼睑及睑缘病变的严重程度相关，大量研究指出 Vogt 栅栏的消失和睑板腺受累是本病预后不良的指征。

第七节　结 膜 变 性

一、睑裂斑

睑裂斑是常见的结膜退行性病变，表现为鼻侧或颞侧近角巩膜缘部位的球结膜呈三角形黄白色轻微隆起病变（图 3-36）。组织病理学显示结膜上皮细胞层变薄，上皮下基质组织内胶原纤维变性，弹力纤维断裂卷曲，部分患者有钙化物沉积。有些病例睑裂斑可缓慢增大，一般不需手术切除。

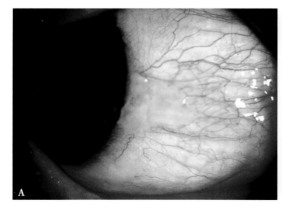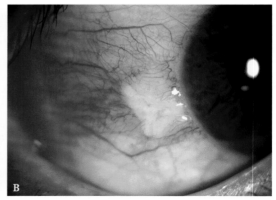

图 3-36　双眼鼻侧近角膜缘结膜睑裂斑形成伴结膜充血
A. 右眼；B. 左眼

图解：结膜组织由于长期受到理化因素刺激或因代谢异常导致组织发生变性，其中睑裂斑位于睑裂区角膜两侧，不影响视力，多无需治疗。

二、翼状胬肉

翼状胬肉是位于睑裂部的球结膜局部血管组织受到外界刺激引起慢性炎症所产生的增生性病变，呈三角形，因其形状酷似昆虫的翅膀而得名。翼状胬肉多位于鼻侧，可侵犯角膜缘长入透明角膜（图 3-37、图 3-38）。早期翼状胬肉表现为鼻侧角结膜缘小的灰白色角膜混浊，继而病变逐渐生长，呈三角形向角膜方向发展，并超过混浊区。在翼状胬肉头部角膜上皮细胞内可见铁质沉积。真性翼状胬肉与其下方组织紧密相连，而假性胬肉（由于结膜折叠或角膜周围溃疡粘连所致）只有顶点与角膜粘连（图 3-39）。

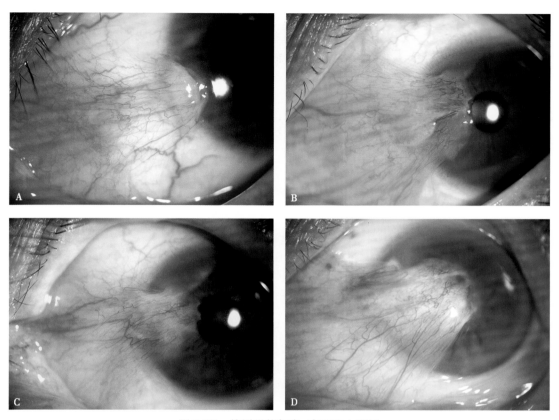

图 3-37 单侧翼状胬肉，表面充血明显

A.左眼鼻侧翼状胬肉，侵入鼻侧角膜缘内；B.左眼鼻侧翼状胬肉，侵入角膜达鼻侧瞳孔缘部位；C.左眼鼻侧翼状胬肉，侵入角膜超过鼻侧瞳孔缘；D.左眼鼻侧翼状胬肉，侵入鼻侧角膜并遮盖瞳孔区

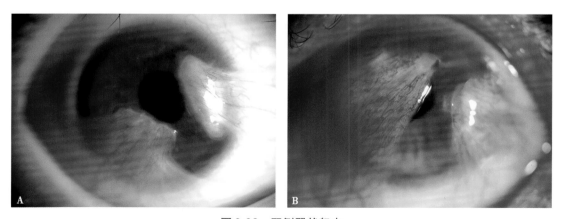

图 3-38 双侧翼状胬肉

A.右眼鼻、颞侧翼状胬肉，表面轻度充血；B.右眼鼻、颞侧翼状胬肉，遮盖瞳孔区，表面充血明显

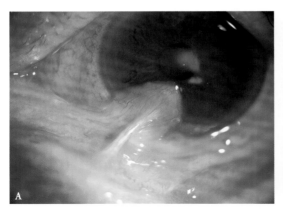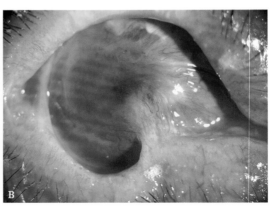

图 3-39 假性翼状胬肉

A. 左眼热烧伤后鼻下方出现假性翼状胬肉（睑球粘连），长入鼻下方角膜缘内，充血明显；B. 右眼酸烧伤后鼻侧及下方假性翼状胬肉（睑球粘连），长入下方角膜缘内，角膜混浊伴新生血管长入

图解：翼状胬肉属于结膜、结膜下组织的慢性炎症侵犯角膜，多表现为结膜炎症以及角膜表面出现的增生组织，严重者可影响患者视力或眼球运动状态。对于进行性、肥厚且充血的翼状胬肉或者侵入近瞳孔区影响视力的翼状胬肉可以考虑手术切除。

三、结膜结石

结膜结石是发生于结膜腺管内或结膜上皮 Henle 腺，由脱落的上皮细胞和变性的白细胞凝固而成，很少出现钙质沉积，因此并非真正意义上的"结石"。结膜结石多见于成年人，慢性结膜炎患者多见（图 3-40、图 3-41）。

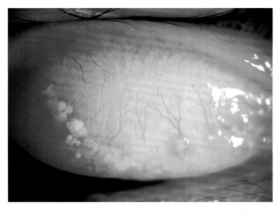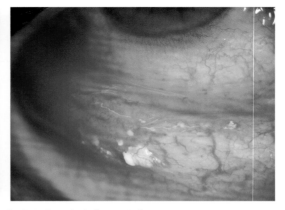

图 3-40 左眼上下睑结膜结石，部分突出于睑结膜面，结膜充血

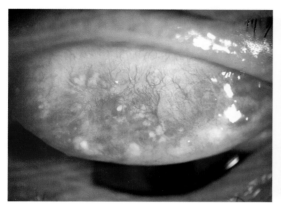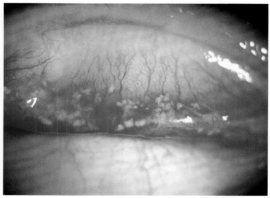

图 3-41 上睑结膜结石

图解: 结膜结石可单个也可多个散在或密集分布于结膜面,在结石埋藏于结膜深部时多无自觉症状,如果结石突出于结膜表面,患者就会有异物感,甚至引起角膜擦伤,对于这类结石可在表面麻醉下用尖刀或注射针头挑出,抗生素眼药水点眼预防感染。

四、结膜囊肿

结膜囊肿也称结膜潴留囊肿或结膜上皮包含性囊肿,是各种原因所致的由双层上皮细胞形成的囊腔,腔内包含着清亮或混浊液体的良性结膜病变(图 3-42)。通常无明显不适感,偶有眼磨、眼红症状,主要影响患者的美观。

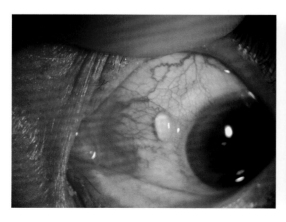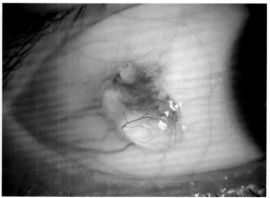

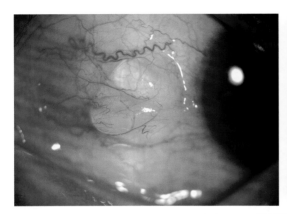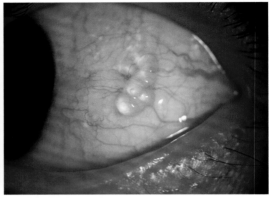

图 3-42　结膜囊肿合并结膜炎

图解：结膜囊肿如果症状明显或影响外观患者要求治疗时，可行手术切除。单纯将结膜囊肿刺破后进行放液，有复发的风险；也可通过手术将完整囊壁取出，其复发率明显减低。结膜囊肿需与结膜淋巴管扩张相鉴别，后者表现为串珠样、腊肠样的典型淋巴管扩张（图 3-43）。

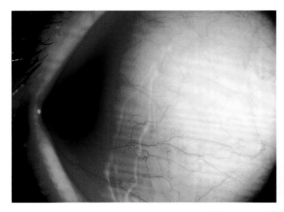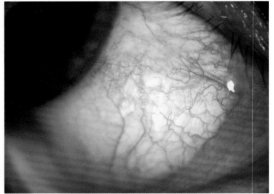

图 3-43　结膜下淋巴管扩张

五、结膜松弛症

结膜松弛症通常表现为结膜松弛堆积在下眼睑和眼球之间，形成结膜皱褶位于或突出于眼睑之外，属于老年退行性改变，也可因干眼和睑缘疾病相关的结膜炎症或机械性应力刺激所产生或加重（图 3-44～图 3-46）。

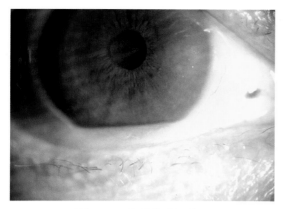

图 3-44　右眼结膜松弛症

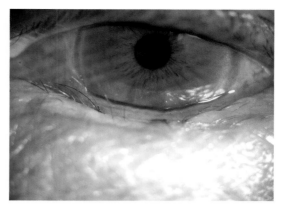

图 3-45　左眼结膜松弛症伴下睑内翻、倒睫

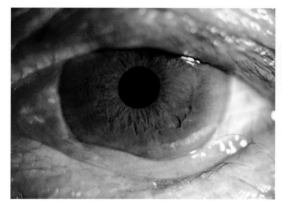

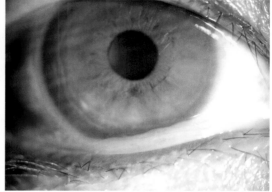

图 3-46　左眼结膜松弛症合并慢性结膜炎

　　图解: 结膜松弛症是一种年龄相关的退行性改变,目前发病机制不明。由于结膜松弛症通常无特异性症状,因此常被漏诊;使用裂隙灯仔细检查,多可发现下睑缘处松弛折叠的结膜组织。LIPCOF 根据结膜皱褶数量及其与泪河高度的关系,将结膜松弛症分为 0～3 级,0 级为无持续存在的皱褶,1 级为单一的小皱褶,2 级为多于 2 个皱褶且不高于泪河,3 级为多个皱褶且高于泪河。

第八节　结膜肿瘤

一、结膜良性肿瘤

(一)结膜血管瘤

　　结膜血管瘤可表现为孤立性、局限性或弥漫性的毛细血管瘤,亦可为 Sturge-Weber 综合征的表现之一,后者由面部和结膜的血管瘤(火焰痣)、脉络膜毛细血管瘤和先天性青光眼组成。结膜血管瘤可伴发眼睑或眼眶毛细血管瘤或海绵状血管瘤(图 3-47～图 3-49)。

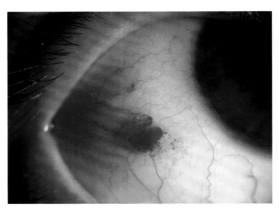

图 3-47　右眼颞侧结膜孤立性毛细血管瘤伴结膜下点状出血

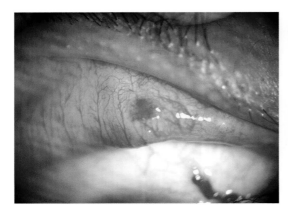

图 3-48　右眼上睑结膜血管瘤

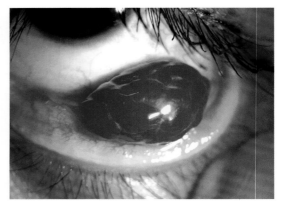

图 3-49　左眼下睑结膜血管瘤伴出血

　　图解：结膜血管瘤的临床表现为反复性结膜出血，裂隙灯检查可见孤立或局限性血管瘤（见图 3-47～图 3-49）。治疗手段包括局部糖皮质激素、激光光凝和放射治疗。

（二）结膜鳞状细胞乳头状瘤

　　结膜鳞状细胞乳头状瘤（conjuctival squamous papilloma）可发生在结膜的任何部位，包括角膜缘。单发的乳头状瘤，其基底宽阔，多位于角膜缘部位（图 3-50）；多发的乳头状瘤，可散发于多处结膜（图 3-51～图 3-53）。乳头状瘤表面常覆盖一层角化的鳞状上皮细胞，呈乳头状生长或棘皮样，位于角膜缘的乳头状瘤可呈弥漫扁平状生长（图 3-52），其内含有丰富的血管，较正常结膜组织明显增厚，毛细血管位于乳头状突起的结缔组织中心，周围常有慢性炎性细胞浸润。侵犯角膜的乳头状瘤一般在上皮和前弹力层之间扩展蔓延，偶可破坏前弹力层，但角膜基质层很少受累。

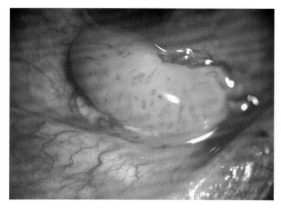

图 3-50 右眼下方球结膜乳头状瘤,基底宽阔并侵犯角膜缘

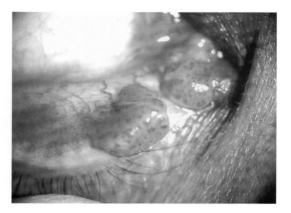

图 3-51 右眼下睑结膜多发性乳头状瘤

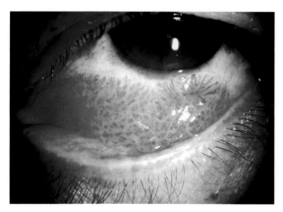

图 3-52 左眼下方结膜乳头状瘤

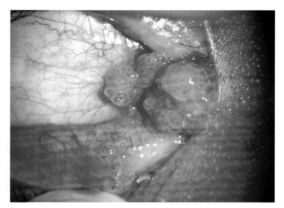

图 3-53 右眼内眦部及鼻侧下睑结膜乳头状瘤

图解:文献报道结膜乳头状瘤的发病与人乳头状瘤病毒(HPV)感染有关,在乳头状瘤向结膜鳞状上皮细胞癌的发展过程中,HPV 起着重要作用。常规 HPV 检测对结膜乳头状瘤的治疗和随访非常重要。手术切除是结膜乳头状瘤基本的治疗方法,但单纯手术切除复发率高,目前采用多种方法联合治疗防治其复发,如冷冻、细胞毒药物及干扰素等的应用。

(三)结膜色素痣

结膜色素痣是来源于神经外胚层的先天性良性错构瘤,组织病理学上将其进一步分为皮内痣、复合痣和交界痣,皮内痣很少发生恶变(图 3-54~图 3-57)。

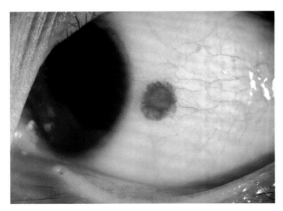

图 3-54 左眼颞侧球结膜椭圆形色素痣

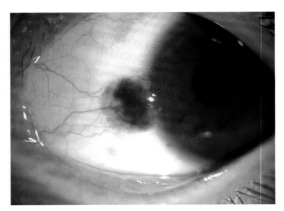

图 3-55 左眼鼻侧球结膜色素痣

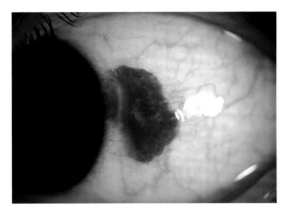

图 3-56 左眼颞侧球结膜色素痣

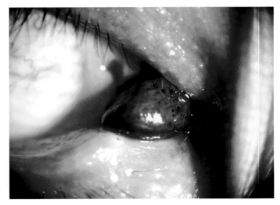

图 3-57 左眼结膜囊性复合痣,具有向结膜黑色素瘤恶变潜势

图解: 结膜色素痣在裂隙灯下表现为孤立的、境界清楚的、扁平或微隆起的病变,一般呈深棕色或棕褐色。结膜色素痣的深度一般不会超越结膜固有层,可随结膜移动而移动。

二、结膜恶性肿瘤

(一)结膜鳞状细胞癌

结膜鳞状细胞癌是一种比较常见的结膜恶性肿瘤。多发生于睑裂区的角膜缘处、睑缘皮肤和睑结膜的交界处,或发生在内眦部泪阜等部位,很少见于结膜的非暴露区(图3-58～图3-61)。溃疡可能与阳光暴露有关,有研究认为紫外线辐射损伤 DNA,引起碱基对改变,导致 *p53* 抑制基因改变是本病的重要发病机制之一。

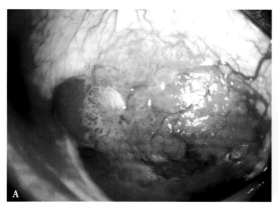
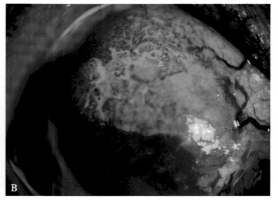

图 3-58　结膜鳞状细胞癌

肿瘤位于角结膜缘，并侵犯累及角膜组织，肿瘤组织内可见丰富的新生血管长入，结膜充血

A．弥散光；B．钴蓝光

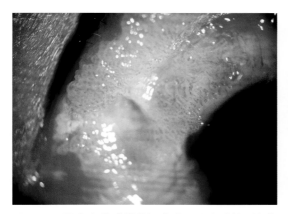
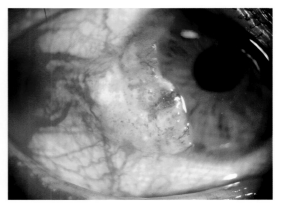

图 3-59　鼻上方结膜鳞状细胞癌累及上睑缘，结膜充血

图 3-60　鼻侧结膜鳞状细胞癌侵及角膜

肿瘤内可见丰富的新生血管，周围球结膜可见充血扩张的粗大血管

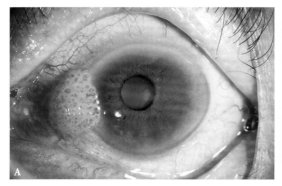
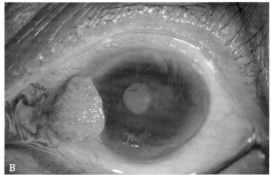

图 3-61　结膜鳞状细胞癌，位于鼻侧睑裂区，侵及角膜组织

A．弥散光；B．钴蓝光

　　图解: 结膜鳞状细胞癌多发生于角结膜缘,通常位于鼻侧或颞侧睑裂区的角膜缘,结膜鳞状细胞癌一个重要的特点是发卡样血管芯,累及角膜的病变需要此新生血管提供营养;角膜上皮异常呈磨砂样、肉样增生,边界似"海岸线"样弯曲是角结膜鳞状细胞癌的另一特点。肿瘤一般生长缓慢,很少发生转移。早期病变可使用丝裂霉素 C,5- 氟尿嘧啶、干扰素 α-2β 滴眼液,可以起到一定的治疗作用;中晚期患者可以手术治疗,应该切除病变周围 1～2mm 范围的正常结膜组织;对于切除不够干净的患者,局部还可以使用丝裂霉素 C,5- 氟尿嘧啶,干扰素 α-2β 滴眼液,进一步治疗。

(二)结膜黑色素瘤

　　结膜恶性黑色素瘤多见于成年人,好发年龄在 40～60 岁之间,多由原发病变引起,尤其是交界痣、复合痣或原发性获得性黑变病,原发的黑色素瘤较为少见(图 3-62～图 3-65)。

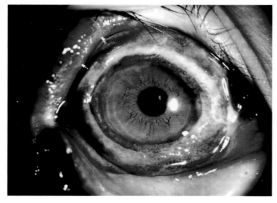

图 3-62　右眼结膜黑色素瘤,沿角膜缘环形方向扩展

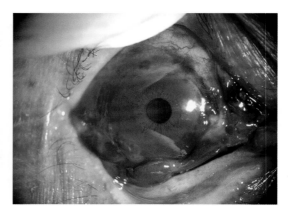

图 3-63　右眼结膜黑色素瘤

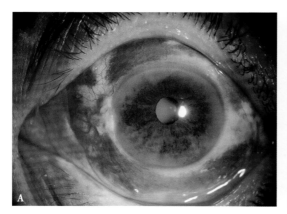

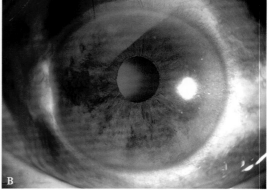

图 3-64　左眼结膜黑色素瘤

A. 整体观;B. 结膜黑变病,部分区域发生恶变,虹膜表面色素沉积、基质色素增生

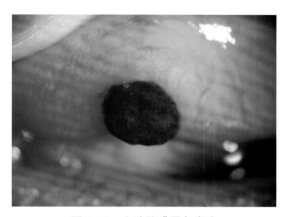

图 3-65 上睑结膜黑色素瘤

图解： 结膜黑色素瘤可侵犯角膜缘并波及周边部角膜，部分可沿角膜缘环形方向扩展，一般很少侵犯角膜中央。根据肿瘤含有色素的多少，黑色素瘤可呈棕色、棕褐色、黑色或淡红色；结膜黑色素瘤早期侵及角膜时，肿瘤细胞会在角膜上皮层和前弹力层之间或沿角膜神经走行路径蔓延，一旦突破前弹力层，肿瘤细胞会很快浸润至基质层，亦可经 Schlemm 管侵犯到睫状体及虹膜组织，一般极少穿透眼球。

第九节 其他类型结膜病变

一、结膜淋巴增生

与全身其他部位的黏膜一样，结膜含有比较丰富的淋巴组织，结膜淋巴细胞增生是一种良性的增生性病变，进展缓慢，患者多无眼部不适，偶诉眼磨、眼痒。临床体征表现为周边及近穹窿部球结膜粉红色、扁平、鱼肉样增生的病变组织（图 3-66、图 3-67），边界较清晰，表面及病变内可见新生血管生长。

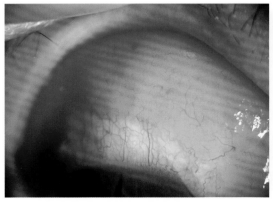
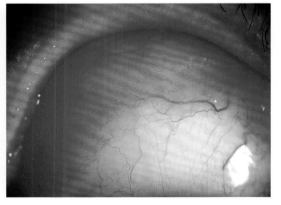

图 3-66 右眼上方近周边部球结膜及近穹窿部结膜橙红色、弥漫扁平生长、呈鱼肉样外观增生病变组织，边界清晰，表面有新生血管生长

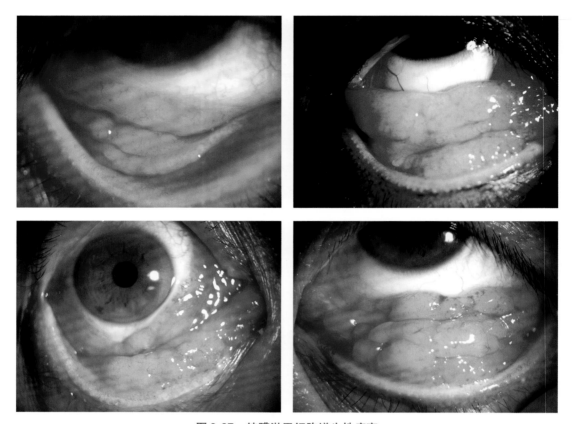

图 3-67 结膜淋巴细胞增生性病变

图解：结膜淋巴细胞增生是一个比较宽泛的概念，包括淋巴细胞反应性增生、非典型性增生、淋巴瘤（见图 3-67）。通过临床特征很难准确鉴别，结膜组织活检对于确定淋巴细胞增生性病变的性质具有十分重要的意义。一般来说，结膜淋巴细胞增生性病变的预后良好，但对于该类患者应做好密切随诊，必要时可通过取活检做病理检查，以确定是否存在淋巴瘤的可能。

二、结膜静脉曲张

结膜静脉曲张是由一些低流量的薄壁静脉血管膨胀形成，静脉迂曲粗大呈襻状，略凸出于球结膜（图 3-68～图 3-70）。静脉曲张可能是一种错构瘤病变。结膜静脉曲张可以发生在任何年龄，从幼儿期到中年，偶尔可继发于血管损伤或外伤后。大多数病例单眼发病，最常见于鼻上方球结膜。

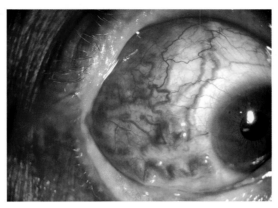

图 3-68　右眼结膜先天性血管异常（血管襻迂曲扩张）

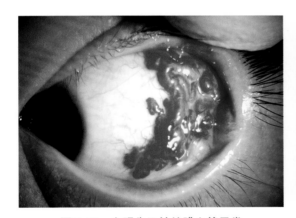

图 3-69　左眼先天性结膜血管异常

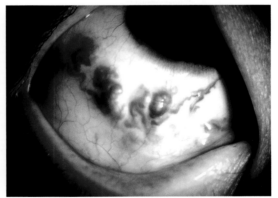

图 3-70　右眼下方球结膜表面静脉曲张

　　图解： 结膜静脉曲张可伴有间歇性、非搏动性眼球突出，不伴有血管杂音。由于静脉缺乏瓣膜，当咳嗽、用力、头位向下、外部压迫颈静脉和 Valsalva 动作时都有可能导致结膜静脉曲张病变加重，并可诱发或加剧眼球突出，当恢复至正常体位和状态时可恢复原状，可能因颈静脉压力增高所致。

三、眼眶脂肪脱垂

　　眶脂肪是眼眶内及眼眶间隙中重要的填充物，对于眼球、视神经、血管、泪腺有固定和保护的作用。随着年龄增加，眶脂肪前的眶隔退行性萎缩、变薄，结构松弛，导致眶隔局部形成薄弱区，眼眶内的脂肪组织从薄弱区突破眶隔，进而形成脱垂改变，又称为眶隔脂肪疝（图 3-71、图 3-72）。

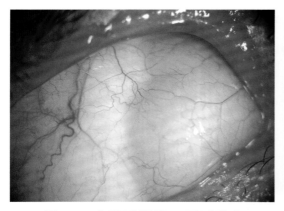 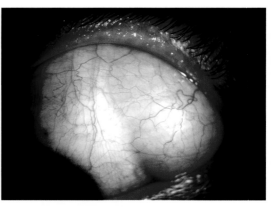

图 3-71　右眼颞侧结膜下眶脂肪脱垂　　　　图 3-72　左眼颞侧结膜下眶脂肪脱垂伴结膜炎

　　图解：眶脂肪脱垂常见于老年人，同时也与炎症刺激导致眶隔结缔组织变性、脂肪组织代谢异常和障碍等有关。眶脂肪脱垂需要与皮样脂肪瘤、淋巴瘤、泪腺脱垂等眼部肿物相鉴别。无症状眶脂肪脱垂可随诊观察，对于较严重的、反复炎症发生、影响患者外观者可行手术治疗，手术切除时应尽量远离外直肌，否则会引起眼球外转受限及复视；脂肪组织表面有较为丰富的血管，手术过程应动作轻巧、注意止血，避免眶内出血等并发症的发生。

四、雷特综合征

　　雷特综合征（Reiter's syndrome）是以关节炎、尿道炎和结膜炎三联征为临床特征的一种特殊临床类型的反应性关节炎，临床上也称之为眼炎 - 关节炎 - 尿道炎综合征。口腔炎、皮疹、宫颈炎等皮肤黏膜病变也是常见的临床表现（图 3-73～图 3-75）。

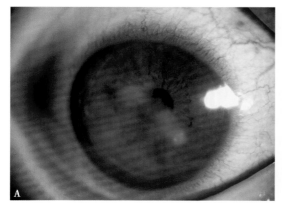 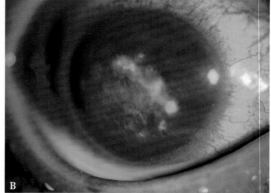

图 3-73　Reiter 综合征患者右眼外眼像
角膜中央区浅基质斑片状浸润灶，荧光素染色阳性
A. 弥散光；B. 钴蓝光

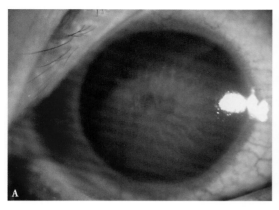
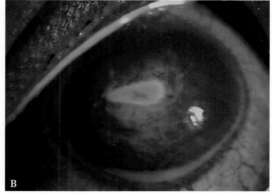

图 3-74 Reiter 综合征左眼外眼像

角膜中央横椭圆形溃疡,面积约为 4mm × 3mm,基质灰白色致密浸润,角膜后弹力层水肿

A. 弥散光;B. 钴蓝光

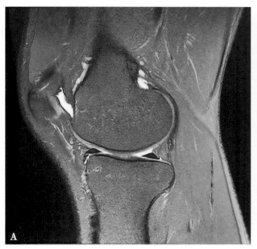
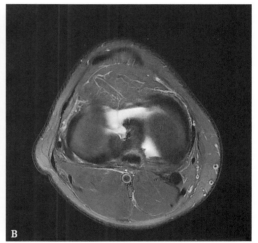

图 3-75 患者双眼红痛伴视物不清,右侧膝关节 MRI 检查图像

A. 膝关节滑膜炎;B. 关节腔积液

图解: Reiter 综合征的临床表现呈多样性,包括发热、乏力、体重下降等全身表现以及泌尿系、皮肤、关节、眼部、血管等病变。在眼部,结膜炎是最常见的表现,发生于 30%~60% 患者,以无菌化脓性炎症反应为主,不同患者轻重程度不一;4% 的 Reiter 综合征患者可出现角膜炎,主要表现为角膜上皮及上皮下点状浸润或浅层基质不规则浸润(见图 3-73、图 3-74);此外,Reiter 综合征患者还可发生虹膜炎和浅层巩膜炎,罕见有视神经炎、视网膜炎、全眼球炎及黄斑变性,在眼科检查时应全面、仔细,以免发生漏诊。

五、玫瑰痤疮性结膜炎

玫瑰痤疮性结膜炎好发于 40~50 岁成年人,女性是男性的 2 倍,累及眼部的占 3%~58%。酒糟鼻性结膜炎的症状无特异性,包括异物感、烧灼感、眼红、流泪,容易被误诊为沙眼及过敏性结膜炎（图3-76、图3-77）。其结膜的表现为充血性结膜炎，与沙眼的进行性滤泡性结膜炎伴散在乳头浸润增生有一定区别，本病无明显眼痒及睑结膜乳头增生，可以与过敏性结膜炎相鉴别。

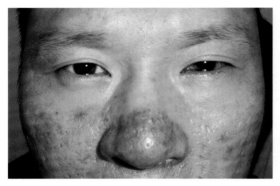 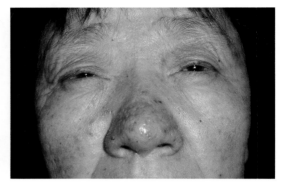

图3-76 患者面部、双颊部及鼻部皮肤充血、毛细血管扩张伴左眼结膜炎　　图3-77 患者面颊部及鼻部皮肤充血、毛细血管扩张伴双眼结膜炎

　　图解：玫瑰痤疮性结膜炎属于微生物蛋白所诱导的免疫性结膜炎，其结膜充血多数由免疫性炎症所致，睑缘、结膜囊内痤疮丙酸杆菌、葡萄球菌是其主要致病原因，因此，在治疗该病时，抗炎是第一位的，其次考虑使用广谱抗生素去除病因。本病诊断治疗比较容易，但复发率高。

第四章 角膜疾病

角膜的解剖学位置及其特殊的生理功能，决定了它在临床疾病中的重要性。解剖学上，角膜分为 5 层：上皮层、前弹力层、基质层、后弹力层、内皮层。角膜含有丰富的由三叉神经第一支发出的感觉神经末梢，在上皮下和基质层中形成神经丛。所以在角膜擦伤或大泡性角膜病变时，裸露的神经末梢受到直接刺激导致眼痛、反射性流泪和畏光，基质层水肿使得光线散射，出现光晕、虹视现象。常见的角膜疾病包括：感染性角膜炎、免疫性角膜炎、扩张性角膜病变、暴露性角膜炎、神经营养性角膜炎、角膜营养不良及退行性角膜病变。

第一节 感染性角膜炎

感染性角膜炎是由病原微生物感染角膜，导致角膜局部组织损伤、功能破坏、视力下降的一类致盲性疾病。目前，发达国家感染性角膜炎发病率约为 0.04%，我国的发病率接近发达国家的 5 倍，达到 0.192%，据保守估计，全球每年有 350 万人发生感染性角膜炎，其中丧失有用视力者（至少一只眼矫正视力小于 0.3）多达 25 万余人。主要病原微生物包括四类：细菌、真菌、病毒和棘阿米巴。

一、细菌性角膜炎

细菌性角膜炎是因细菌感染而引起的化脓性角膜炎。常见的致病菌有葡萄球菌、链球菌、假单胞菌等。近年来，随着广谱抗菌药物的临床应用，使得部分细菌性角膜炎得到及时控制，但是，由此产生的耐药菌株也逐渐增多，多重耐药菌及细菌生物膜相关的"超级细菌"造成的角膜感染成为细菌性角膜炎治疗的难点，困扰着临床医生对抗菌药物的选择。

（一）铜绿假单胞菌性角膜炎

铜绿假单胞菌引起的角膜溃疡（图 4-1～图 4-3）通常有如下特征：①具有较明显的相关因素（如外伤、配戴角膜接触镜）；②迅速形成基质脓疡；③基质黄绿色凝固性坏死；④有明显的黏脓性分泌物；⑤前房反应重。

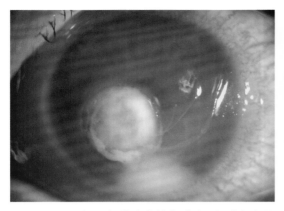

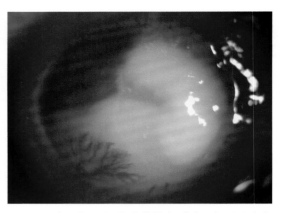

图 4-1　左眼铜绿假单胞菌性角膜炎，角膜中央偏鼻下方可见灰白色致密浸润病灶，5mm×5mm 溃疡，表面大量坏死物附着，前房积脓约 2mm

图 4-2　右眼铜绿假单胞菌性角膜炎，鼻侧及中央区角膜脓性坏死浸润，下方角膜新生血管生长，前房积脓约 6mm

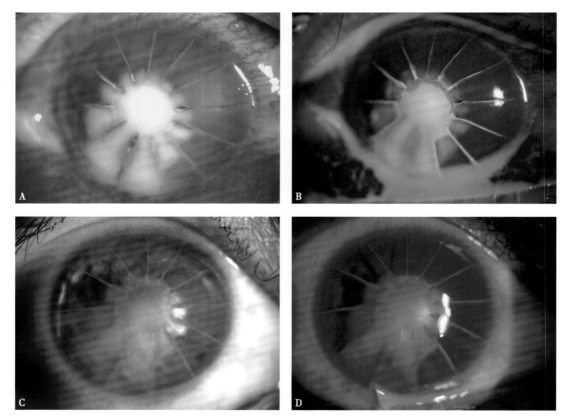

图 4-3　右眼放射状角膜切开术后铜绿假单胞菌性角膜炎

A. 右眼角膜中央脓性浸润向周围放射状蔓延；B. 荧光素钠染色可见角膜中央及颞下方溃疡；C. 治疗 2 周后，角膜溃疡愈合，浸润吸收及斑翳形成；D. 荧光素钠染色见溃疡愈合

　　图解：铜绿假单胞菌侵入角膜上皮后，通过其分泌的黏附素与角膜细胞表面的受体发生粘着，细菌黏附分子介导的受体识别是细菌入侵机体的关键一步。除黏附素外，铜绿

假单胞菌的细胞结构菌毛和鞭毛也参与了侵入与粘着。菌毛是细的蛋白丝（直径为4～10nm），位于细菌的表面，角膜受体分子可特异性地识别菌毛的单克隆抗体，使细菌与角膜发生粘着。硅铝酸是唯一能够完全抑制菌毛的氨基糖，硅铝酸抑制菌毛这一特性已被用来预防铜绿假单胞菌性角膜炎。临床上也可见到无菌毛的铜绿假单胞菌性角膜炎。鞭毛是亚细胞性丝状的细胞器（直径为16～18nm），负责细菌的运动，对引起感染非常重要。多糖蛋白复合物也可介导铜绿假单胞菌发生黏附，这种多糖复合物是一种生物黏液，可使细菌黏附于敏感的细胞形成黏液集合体，抵制噬菌作用。角膜接触镜上常可见到的黏液覆盖物就与多糖复合物相关，它可使细菌更容易黏附于透镜材料上，进而入侵角膜，启动感染，产生包括炎症、细胞和体液免疫反应以及新生血管化、基质退化等过程的免疫应答。因此，铜绿假单胞菌性角膜炎起病急、进展迅速、病变严重，若不及时治疗，预后较差。

（二）金黄色葡萄球菌性角膜炎

金黄色葡萄球菌引起的角膜溃疡（图4-4、图4-5）通常有如下特征：①角膜圆形或卵圆形的局限性溃疡；②溃疡呈灰白色或奶白色；③溃疡周围基质水肿轻；④前房反应较轻。

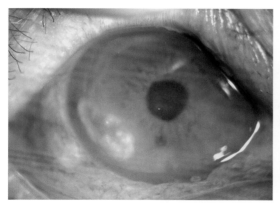
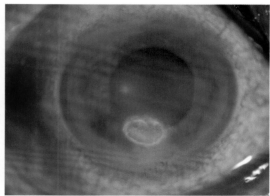

图4-4　金黄色葡萄球菌性角膜炎
结膜充血水肿，角膜周边可见灰白色溃疡，边界较清晰

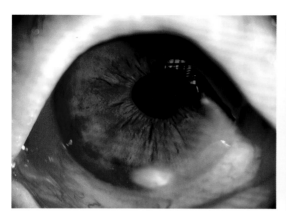
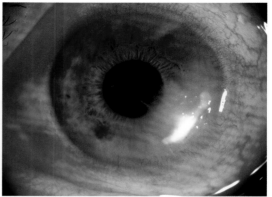

图4-5　金黄色葡萄球菌性角膜炎
周边及角膜缘可见灰白色浸润病灶，表面溃疡形成及坏死组织附着

　　图解：金黄色葡萄球菌性角膜炎发病缓慢，症状轻微，病变表浅且局限，给予头孢类或喹诺酮类抗生素，多能控制感染进展，预后较好。但在临床上，金黄色葡萄球菌常会引起边缘性角膜炎，该种类型角膜炎多由葡萄球菌外毒素引起的一种Ⅲ型变态反应，该种类型角膜炎在抗生素治疗基础上联合糖皮质激素局部点眼，一般一周左右症状明显好转。

（三）表皮葡萄球菌性角膜炎

　　表皮葡萄球菌性角膜炎（图4-6）为弱毒力角膜分离株所致，其溃疡多呈不规则形状，面积小，较表浅。

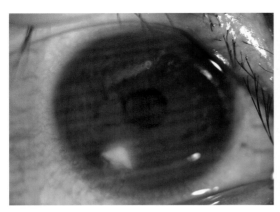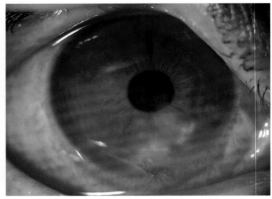

图4-6　表皮葡萄球菌性角膜炎
混合充血，下方角膜可见孤立的灰白色致密浸润，表面溃疡，新生血管长入

　　图解：葡萄球菌性角膜炎多发生于受损的角膜，可继发于大泡性角膜病变、疱疹性角膜炎、干眼、睑缘炎及过敏性角结膜炎等疾病，表现为角膜圆形或卵圆形的局限溃疡，并有界限清晰的灰白色基质浸润及小的周边上皮水肿。由于病程缓慢和迁延，葡萄球菌可产生大量的细胞外酶，如葡萄球菌激酶、脂肪酶、透明质酸酶、脱氧核糖核酸酶、凝固酶和溶解酶，可引起严重的角膜基质内脓疡。尽管这样，与铜绿假单胞菌相比，其角膜损害较轻，治疗效果较好。

（四）肺炎链球菌性角膜炎

　　肺炎链球菌性角膜炎（图4-7、图4-8）以局灶脓性角膜浸润开始，边缘有潜行趋势，迅速形成溃疡，并发生坏死穿孔，常有角膜内皮斑形成。

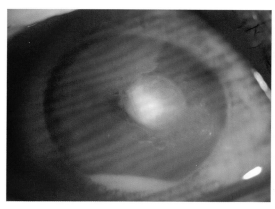
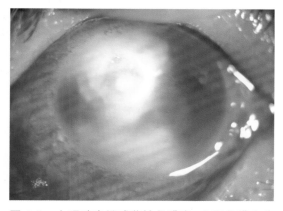

图 4-7　右眼肺炎链球菌性角膜炎，角膜中央融解坏死，表面溃疡，周围角膜水肿，伴前房积脓

图 4-8　左眼肺炎链球菌性角膜炎，左眼角膜中央及上方大量灰白色致密浸润，病灶中央角膜融解坏死，表面溃疡，周围角膜水肿，伴前房积脓

　　图解：肺炎链球菌性角膜炎通常发生在角膜外伤后，表现为一个较深的、卵圆形、伴有匐行性边缘的角膜中央基质溃疡，表面有脓性坏死物质附着，角膜基质中度水肿，后弹力层有放射状皱褶及角膜后纤维素性渗出物附着，前房积脓是其另一个临床特征。β- 溶血性链球菌可引起严重的角膜感染，产生稠厚的前房积脓，进一步发展会出现角膜穿孔。有时，链球菌性角膜感染也可表现为慢性、边界清晰、少炎性表现的结晶样角膜病变。

（五）非结核分枝杆菌性角膜炎

　　非结核分枝杆菌（non-tuberculous mycobacteria，NTM）属于需氧杆菌，广泛分布于自然环境中，具有抗酸染色阳性的特征，角膜感染以偶发分枝杆菌及龟分枝杆菌最常见。非结核分枝杆菌性角膜炎多发生于准分子激光原位角膜磨镶术（laser in situ keratomileusis，LASIK）术后。NTM 的增殖周期长，生长缓慢，所以临床上 NTM 性角膜炎较一般化脓性细菌性角膜炎潜伏期长，且病程易迁延。NTM 角膜炎的临床表现为：角膜基质多灶性点状灰白色浸润（图 4-9、图 4-10），开始为小的上皮下浸润，之后浸润范围逐渐扩大，且病灶融合，病变继续发展可导致角膜组织坏死。

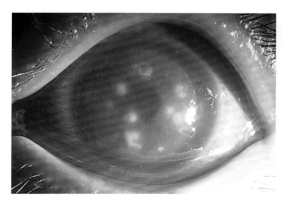
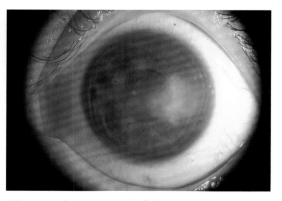

图 4-9　左眼 NTM 性角膜炎，角膜基质多灶性点状灰白色浸润

图 4-10　左眼 NTM 性角膜炎，治疗 6 周后角膜感染完全控制，角膜云翳形成

　　图解：NTM 又称非典型分枝杆菌，在外界环境中分布较广，并可污染多种水源，尤其是医院中的试剂和冲洗液，已成为医院感染中最常见的微生物之一。致病性 NTM 有 7 种，根据 NTM 的生物学特性（主要是菌落色素及生长速度），Runyon 将其分为四组，引起角膜感染的 NTM 均属于第 Ⅳ 组（快速生长 NTM），其中以偶发分枝杆菌及龟分枝杆菌最常见。本例患者角膜分离菌属快生长性龟分枝杆菌，由于其在暗处生长可产生色素，又属暗产色性 NTM。NTM 性角膜炎是以角膜基质多灶性点片状浸润为主的炎症病变，根据其病变过程分为三期，即感染早期（<7 天）、感染中期（7～14 天）和感染晚期（>14 天）。感染早期表现为角结膜急性炎症反应，无特异性症状，此期特别容易与单纯疱疹性角膜炎、弥漫板层角膜炎混淆，若在早期误点用激素，会加速病变进程，使症状难以控制，导致病变迁延不愈。感染中期的特征性改变是角膜浅基质层多灶性点状、片状灰白色致密浸润，伴有角膜溃疡形成，部分角膜可出现基质环形浸润、钱币形角膜炎以及感染性结晶样角膜病变，严重病例可出现肉芽肿性炎症反应，如角膜后 KP 或前房积脓，大量文献报道肉芽肿性炎症反应可抑制病变进一步发展，使感染得以控制（见图 4-10）。

（六）奴卡菌性角膜炎

　　奴卡菌属和放线菌属同属放线菌目，均为原核细胞型微生物，属于正常菌群或条件致病菌，广泛分布于土壤和植物中，尤其是在潮湿的干草及秸秆中，很少侵犯角膜而引起角膜感染。在感染性角膜炎中，奴卡菌的检出率 <1%。奴卡菌属为需氧菌和部分抗酸菌，最常见的两个感染途径为吸入和皮肤伤口的污染。眼内奴卡菌感染多数为肺、脑、肾及骨感染灶的迁移所致，少数发生于内眼术后。奴卡菌性角膜炎通常与微小角膜损伤有关，以农村青年男性居多，临床表现与丝状真菌性角膜炎非常相似，但病变较轻，发展相对缓慢，病程较长（图 4-11）。机体的免疫状态对奴卡菌角膜感染的控制起到至关重要的作用。

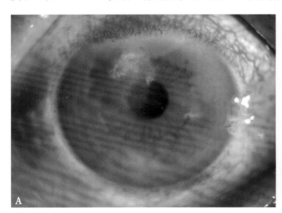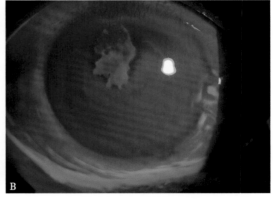

图 4-11　奴卡菌性角膜炎

右眼结膜混合充血，鼻侧翼状胬肉，上方角膜 3mm×4mm 灰白色溃疡，荧光素钠染色（+），溃疡表面较干燥、粗糙不平、边缘微隆起，溃疡基底部可见硫磺颗粒样混浊病灶，周围灰白色线状浸润，累及上方角膜缘，角膜缘充血、肿胀，伴新生血管生长；病灶颞下方可见片状云翳
A. 弥散光；B. 钴蓝光

　　图解：奴卡菌引起的角膜炎与真菌性角膜炎在发病诱因及临床表现上较为相似，包括有植物性角膜外伤史，起病缓慢，角膜浸润灶为白色、表面欠光泽等，常被误诊，需引起眼科

医生足够的重视。奴卡菌性角膜炎病变进展缓慢,使用抗真菌药物治疗无效。临床上,常选用敏感的抗生素,如青霉素、磺胺类、阿米卡星或多西环素等药物,有文献报道奴卡菌对莫西沙星敏感。

二、真菌性角膜炎

真菌性角膜炎是由致病真菌引起的致盲率极高的感染性角膜病。常见致病真菌包括镰刀菌属和曲霉菌属,其他还有念珠菌属、青霉菌属等。真菌性角膜炎起病缓慢,呈亚急性过程,刺激症状较轻,伴有视力障碍。真菌性角膜炎典型的临床体征包括如下 7 个方面:菌丝苔被、伪足、卫星灶、免疫环、内皮斑、前房积脓及色素沉着等。

(一)菌丝苔被

真菌性角膜炎菌丝苔被表现为感染病灶灰白色隆起,高出角膜,外观干燥无光泽,与下方炎症组织粘连浸润(图 4-12),是真菌性角膜炎活动期的标志。

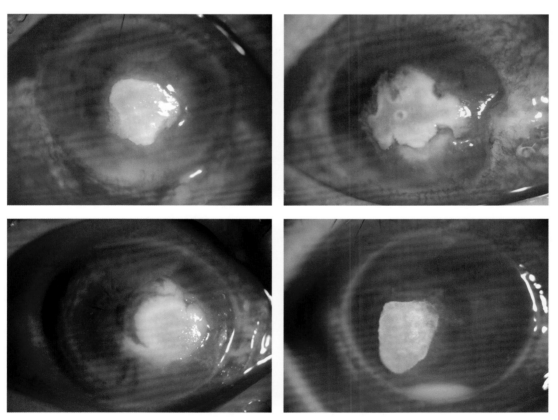

图 4-12 真菌性角膜炎菌丝苔被

(二)伪足

真菌性角膜炎的伪足表现为病灶区向周围正常角膜组织呈树枝状或扫帚状浸润(图 4-13),类似真菌性角膜炎发病早期上皮下的浸润病变,表明病变在向周围角膜组织继续蔓延扩散,提示病程的进展。

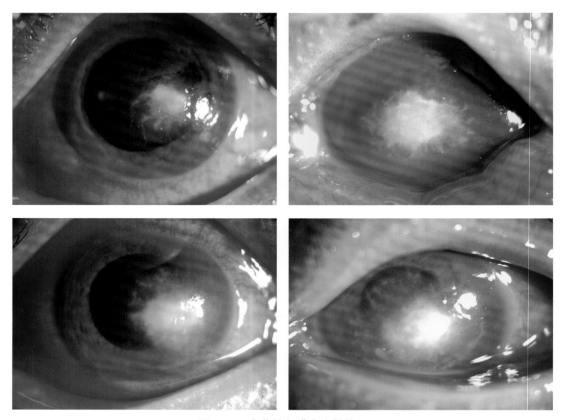

图 4-13　真菌性角膜炎病灶伪足

（三）卫星灶

真菌性角膜炎卫星灶是指在角膜主病灶的周围出现的大小不一、散在分布的浸润病灶（图 4-14）。卫星灶出现多伴有前房积脓，是真菌性角膜炎病情进展的体征之一。

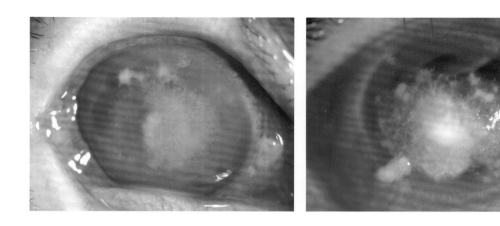

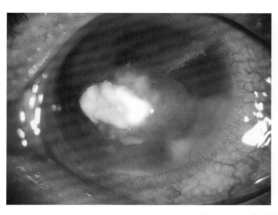
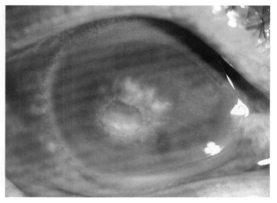

图 4-14 真菌性角膜炎卫星灶

(四) 免疫环

真菌性角膜炎的免疫环是在主要感染灶的周围有一环形或半环形浸润灶,位于角膜中央部位,环形浸润处可有组织坏死脱落,形成环形凹陷(图 4-15)。该体征是宿主和外来抗原的免疫反应,并非真菌性角膜炎的特有表现。

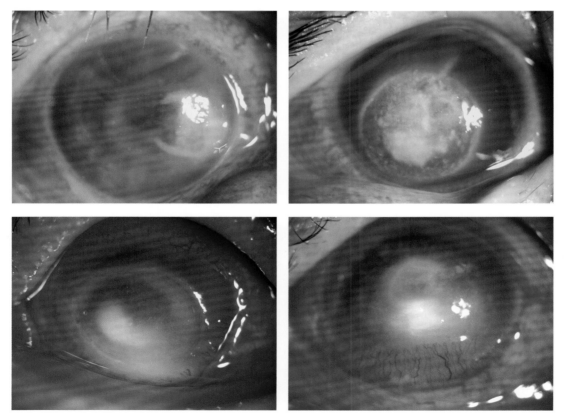

图 4-15 真菌性角膜炎病灶免疫环

（五）内皮斑

真菌性角膜炎内皮斑是角膜内皮面出现的小的感染灶，相比于角膜后沉积物（KP）较大（图4-16）。

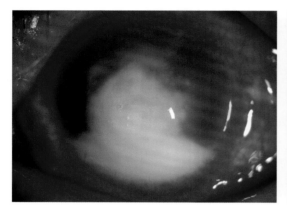
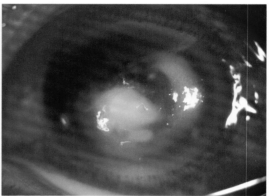

图4-16 真菌性角膜炎的内皮斑

（六）前房积脓

真菌性角膜炎前房积脓指前房内由于炎症反应出现的脓液聚积，是判断角膜感染程度的一个重要指标（图4-17）。出现前房积脓时，表明感染已达角膜深基质层，甚至部分菌丝穿透后弹力层进入前房。真菌性角膜炎的前房积脓较细菌性角膜炎的脓液黏稠，不易随体位移动。

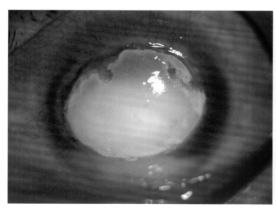
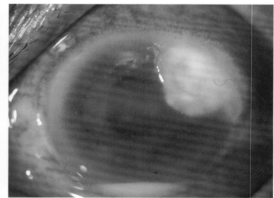

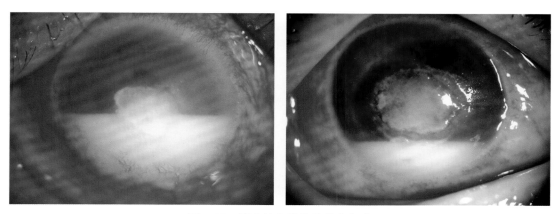

图 4-17 真菌性角膜炎的前房积脓

（七）色素沉着

真菌性角膜炎的色素沉着是指真菌性角膜炎在角膜病灶浸润中可见褐色色素沉着（图 4-18），可能与感染的真菌菌属有关，如新月弯孢菌、暗色丝孢菌等。

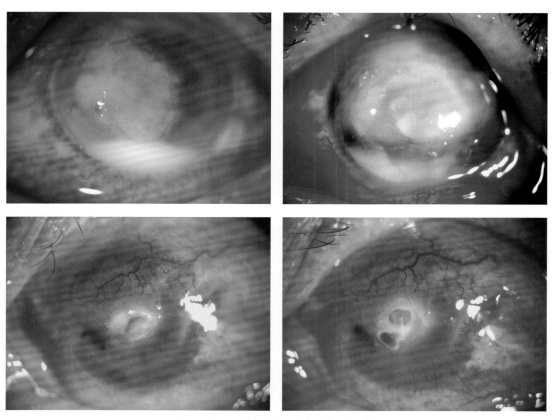

图 4-18 真菌性角膜炎病灶色素沉着

图解：真菌性角膜炎角膜呈白色或灰白色致密的浸润病灶，外观干燥而表面欠光泽，呈牙膏样或苔垢样外观，表面由菌丝和坏死组织形成边界清楚的灰白色隆起病灶（菌丝苔被），有时在角膜病灶旁可见伪足或卫星样浸润灶。溃疡周围可见胶原溶解形成的浅沟,或抗原抗体反应形成的免疫环,为机体对真菌的免疫反应。菌丝灶后的角膜内皮面有水肿皱褶,可见灰白色斑块状沉着物(内皮斑)。前房积脓呈灰白色黏稠或呈糊状。真菌穿透性强,角膜穿通或真菌进入前房后,易引起真菌性眼内炎。

三、单纯疱疹病毒性角膜炎

单纯疱疹病毒性角膜炎(herpes simplex keratitis,HSK)是全球患病率最高的感染性角膜病,由 HSV-1 和 HSV-2 两种单纯疱疹病毒感染所致,以前者较为多见。HSK 包括原发性感染和复发性感染。原发性感染常见于儿童,眼部主要表现为滤泡性结膜炎、膜性结膜炎等,可同时存在唇部和头面部的皮肤疱疹;复发性感染者,在病变的早期可有轻度异物感、畏光、流泪等眼部刺激症状。

(一)点状角膜炎(图 4-19、图 4-20)

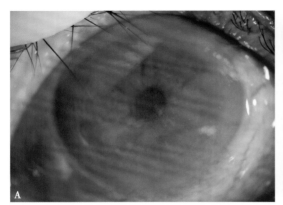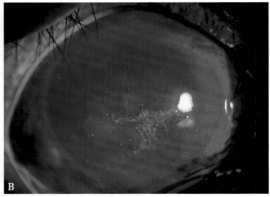

图 4-19　HSK——点状角膜炎
A. 弥散光;B. 钴蓝光

(二)树枝状角膜炎(图 4-20、图 4-21)

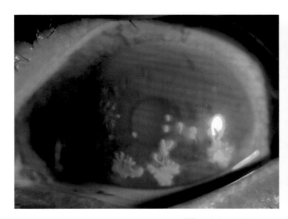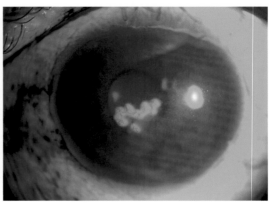

图 4-20　HSK——点状、树枝状角膜炎

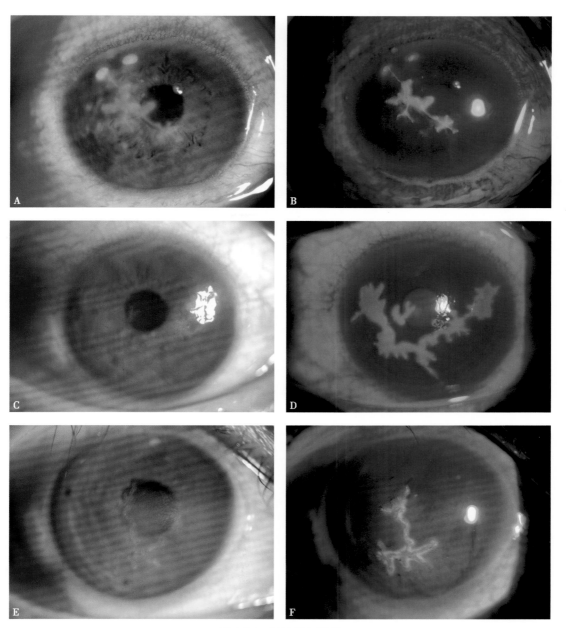

图4-21 树枝状角膜炎
A、C、E. 弥散光；B、D、F. 钴蓝光

（三）地图状角膜炎（图4-22）

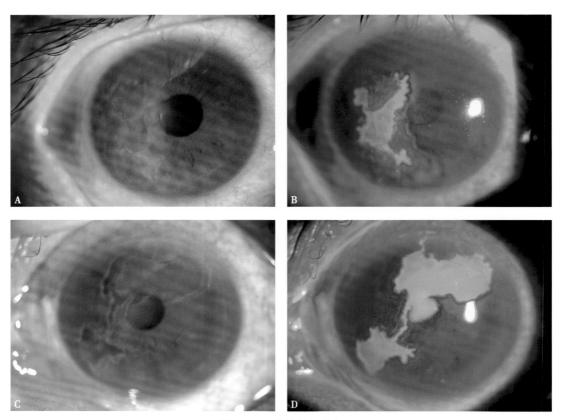

图4-22 地图状角膜炎
A、C. 弥散光；B、D. 钴蓝光

（四）坏死性角膜基质炎（图4-23）

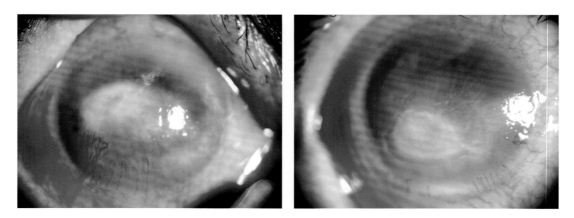

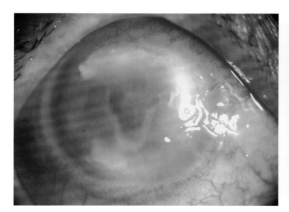 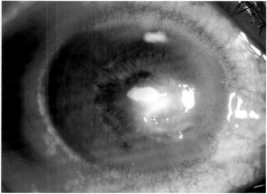

图 4-23 坏死性角膜基质炎

（五）角膜内皮炎（图 4-24～图 4-27）

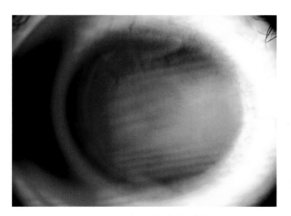 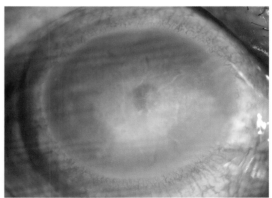

图 4-24 左眼盘状角膜炎 　　　　图 4-25 右眼角膜内皮炎后弹力层皱褶

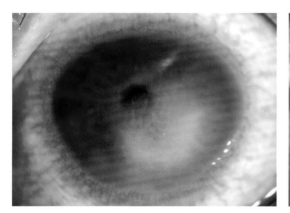 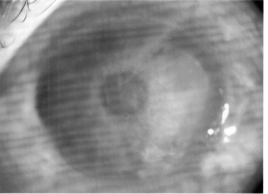

图 4-26 左眼角膜内皮炎后弹力层皱褶

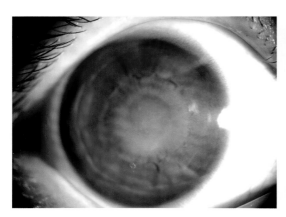 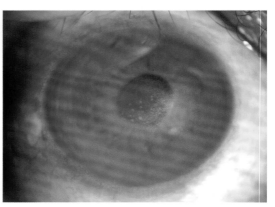

图4-27　角膜内皮炎伴角膜后KP

　　图解：临床上HSK表现为如下三种类型：①上皮型角膜炎，与活动性病毒复制有关，患者表现为轻中度眼部不适、眼红、畏光和视物模糊。根据病变形态进一步将其分为点状角膜炎（见图4-19）、树枝状角膜炎（见图4-20、图4-21）、地图状角膜炎（见图4-22），其病变多由病毒在上皮细胞内活化复制，使得上皮细胞坏死崩解，进而上皮脱落形成，表现为树枝状，边界清晰，末端分叉和呈结节状膨大，进而继续融合形成地图状角膜炎。②角膜基质炎，较为罕见，认为是病毒在基质内复制活跃所致，包括坏死性角膜基质炎（见图4-23）和免疫性角膜基质炎。临床表现为角膜基质炎性细胞浸润、坏死、新生血管、角膜基质变薄或穿孔。许多医生将盘状角膜炎归类于免疫性角膜炎，事实上，盘状角膜炎多合并角膜内皮炎症，因此，将盘状角膜炎归类于角膜内皮炎较为合适。③角膜内皮炎，是HSK中较为严重的一型，表现为明显的睫状充血、角膜水肿（见图4-24），可见到后弹力层皱褶（见图4-25、图4-26）及角膜后沉积物（KP）（见图4-27），常反复发作，严重者可致角膜内皮细胞功能失代偿，形成角膜大泡。根据角膜后KP的分布及角膜基质水肿的形态可将角膜内皮炎分为盘状、弥散形及线形角膜炎三种类型。

四、其他类型病毒性角膜炎

（一）带状疱疹病毒性角膜炎

　　带状疱疹病毒性角膜炎继发于带状疱疹病毒原发性感染后，由病毒在一些感觉神经节内潜伏并在一定条件下活化所致（图4-28～图4-30）。带状疱疹病毒感染、手术创伤、长期应用免疫抑制剂都可能为其诱因。患者往往伴有发热和皮肤疱疹的症状，在三叉神经支配区域内可有皮肤感觉减退，或伴神经痛，眼睑、眼眶等部位皮肤疱疹等；角膜受损者知觉明显减退或消失。

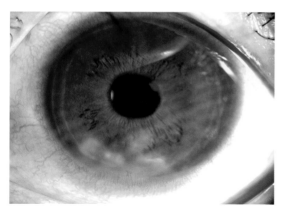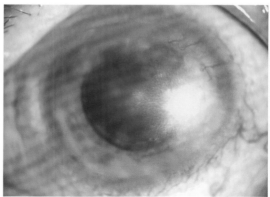

图 4-28 带状疱疹病毒性角膜炎早期表现为点状或树枝状感染灶

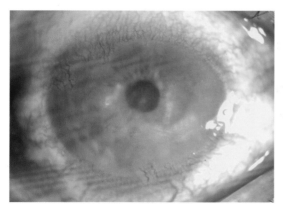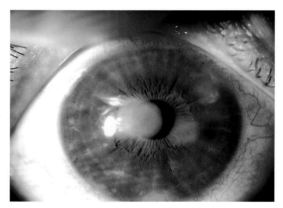

图 4-29 带状疱疹病毒性角膜炎未得到控制形成角膜基质炎

图 4-30 带状疱疹病毒性角膜炎,虹膜局灶萎缩

图解: 带状疱疹病毒性角膜炎在早期与 HSK 表现相似,呈现出点状或树枝状角膜感染灶(见图 4-28),重症者可形成巩膜炎、泪小点狭窄或闭锁、眼睑瘢痕等。带状疱疹病毒性角膜炎若未得到及时控制,还可出现角膜血管翳、角膜上皮下浸润、角膜基质炎、盘状角膜炎(见图 4-29、图 4-30),反复不愈可导致角膜脂质样变性、角膜变薄、不规则散光等。

(二)巨细胞病毒性角膜内皮炎

巨细胞病毒广泛存在于自然界中,人类普遍易感,且可长期存在以致终生携带该病毒。巨细胞病毒性角膜感染多引起角膜内皮炎,称为巨细胞病毒性角膜内皮炎。典型的临床特征包括不同程度的角膜水肿、角膜后沉着物、高眼压、病变反复发作和角膜内皮细胞减少(图 4-31、图 4-32)。

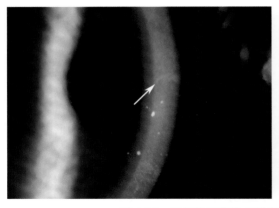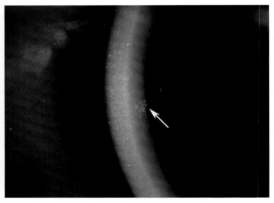

图 4-31　巨细胞病毒性角膜炎,裂隙灯下示角膜后钱币样 KP

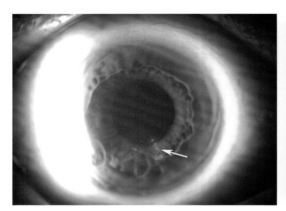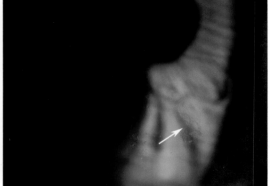

图 4-32　巨细胞病毒性角膜炎,后照法显示角膜后散在钱币样 KP

　　图解:巨细胞病毒性角膜炎可发生于各年龄段,以中年男性为多,巨细胞病毒性角膜内皮炎的四大体征:角膜后 KP、角膜水肿、轻度前房反应和角膜内皮损伤。特征性的角膜后 KP(见图 4-31、图 4-32)与小梁网炎症相关的高眼压、反复感染是诊断的重要依据。依据 KP 的特征,可将角膜内皮炎分为四类,即线状型、扇状型、盘状型和弥漫型。严重的患者可进展为巨细胞病毒性角膜溃疡,表现为角膜溃疡深浅不一,表面较干净,周边水肿、混浊。顽固性的角膜溃疡愈合差,可进展为角膜穿孔。

(三)腺病毒性角结膜炎

　　腺病毒性角结膜炎的主要病因是腺病毒感染,在发现的腺病毒100多个血清型中,至少有 47 种血清型可以感染人类,19 种血清型曾被报道为流行性或散发性结膜炎或角结膜炎的病原体。腺病毒性角结膜炎表现为眼部明显瘙痒、溢泪、结膜囊有黏稠或水样分泌物,结膜滤泡、假膜形成,以及耳前淋巴结肿大。该病有自愈倾向,预后良好(图 4-33)。

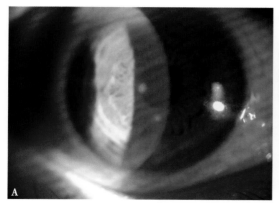
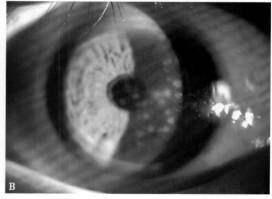

图 4-33　双眼腺病毒性角结膜炎
结膜充血，角膜可见散在点状浸润
A. 右眼；B. 左眼

　　图解： 腺病毒性角结膜炎在发病前可有感冒病史，一般潜伏期为 5～7 日。一眼先起病，另一眼随后受累。患者通常有异物感、畏光、流泪、眼痒、眼痛、水样黏液性分泌物等症状。眼部体检可见眼睑结膜充血水肿，睑结膜及穹窿结膜大量滤泡，可有结膜下出血和假膜形成；先起病侧耳前淋巴结肿大、压痛。最常见感染类型为腺病毒 8 型或 3 型。发病 1～2 周后结膜炎症逐渐消退，可出现角膜上皮下点状、簇状浸润及炎症（见图 4-33）。局部激素的使用非常关键，早期或角膜未受累时应用，角膜上皮下浸润可完全消失或明显吸收，若错过急性炎症期，未进行有效治疗，角膜上皮下浸润可迁延不愈，有的患者 1 年以上仍持续慢性炎症表现。

五、棘阿米巴角膜炎

　　棘阿米巴角膜炎（amoeba keratitis，AK）是一种因阿米巴原虫引起的感染性角膜病，其中以棘阿米巴原虫感染为主（图 4-34～图 4-47）。患者多为年轻的健康人，男女比例均等，多数有角膜接触镜配戴史或眼外伤史，大部分为单眼受累，个别患者也可双眼发病，起病相对较缓慢。

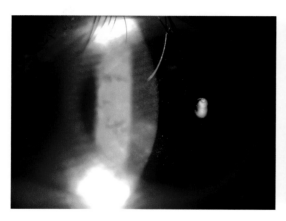
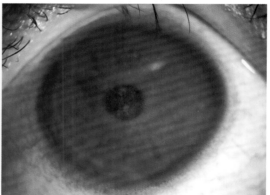

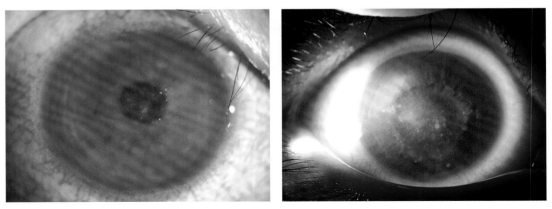

图 4-34 棘阿米巴角膜炎早期病变呈粗盐粒样浸润

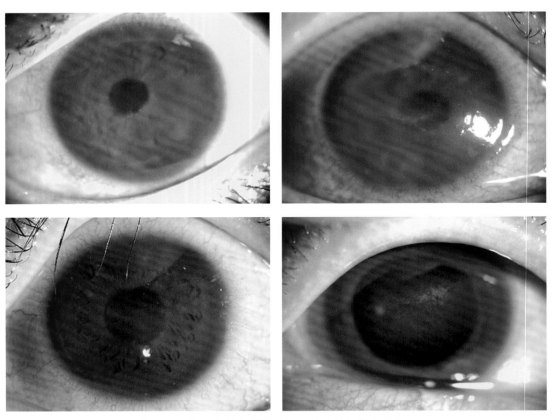

图 4-35 棘阿米巴角膜炎引起假树枝样角膜上皮病变

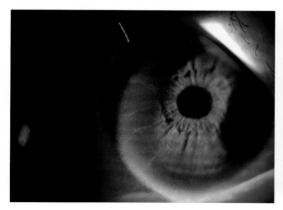
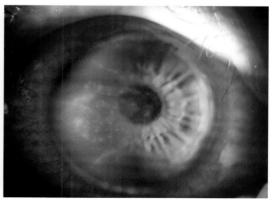
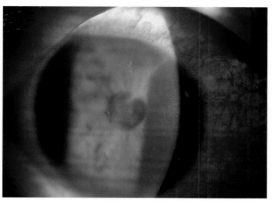

图 4-36　右眼棘阿米巴角膜炎引起放射状神经炎,炎性浸润沿神经走行分布

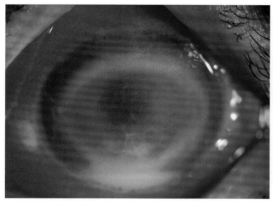
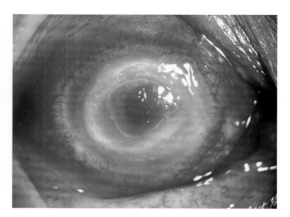

图 4-37　棘阿米巴角膜炎引起角膜环形浸润,中央散在点状浸润灶,浸润周边呈浅沟渠样角膜融解,伴有前房积脓

图 4-38　右眼棘阿米巴角膜炎引起角膜环形浸润,中央散在点状浸润灶,浸润周边呈浅沟渠样角膜融解,角膜缘新生血管长入,结膜充血明显

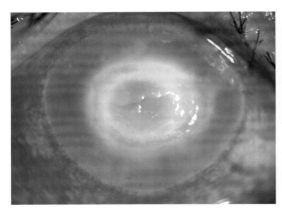 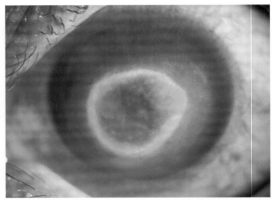

图 4-39　棘阿米巴角膜炎引起角膜环形浸润，中央散在点状浸润灶，浸润周边沟渠样角膜融解

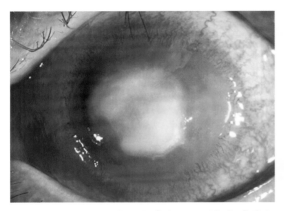 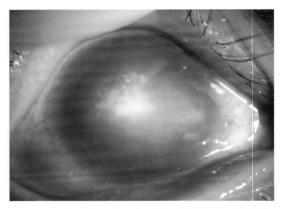

图 4-40　右眼棘阿米巴角膜炎进展引起角膜片状致密浸润，所在区域上皮剥脱，周边新生血管长入角膜缘内

图 4-41　右眼棘阿米巴角膜炎进展期，中央片状角膜浸润，周边可见卫星灶，下方新生血管长入角膜缘内

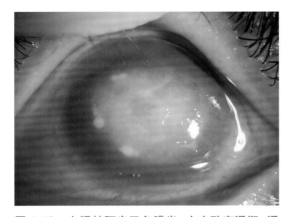 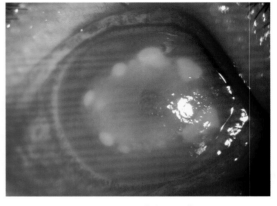

图 4-42　左眼棘阿米巴角膜炎，中央致密浸润，浸润周边数个卫星灶形成

图 4-43　右眼棘阿米巴角膜炎，角膜中央片状浸润，浸润周边散在数个致密卫星灶

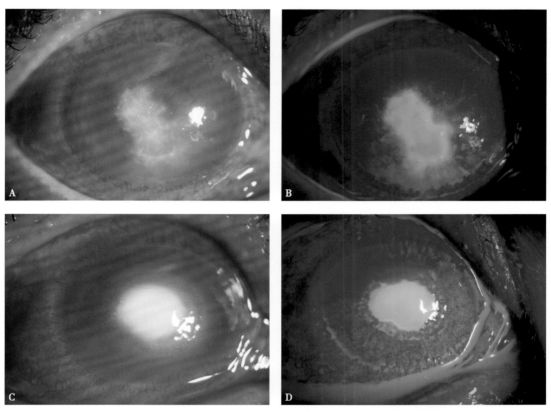

图 4-44　右眼棘阿米巴角膜炎，中央致密浸润，浸润周边数个高密度盐粒样病灶分布

A、C. 弥散光；B、D. 钴蓝光

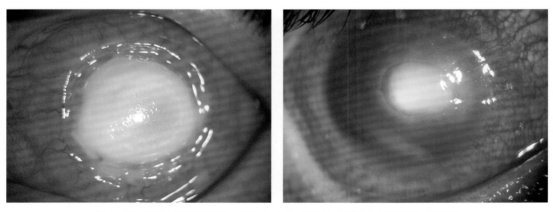

图 4-45　棘阿米巴角膜炎，角膜中央片状浸润，浸润边缘可见沟状融解

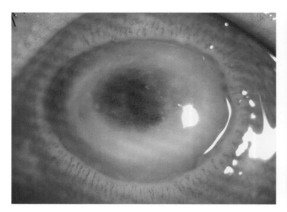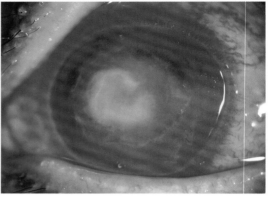

图 4-46 棘阿米巴角膜炎累及角膜缘及巩膜，形成巩膜炎

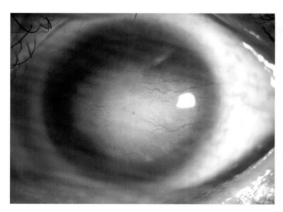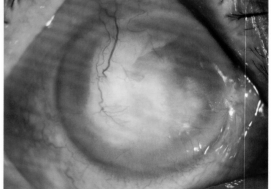

图 4-47 棘阿米巴角膜炎临床治愈后角膜白斑形成，新生血管长入

　　图解：棘阿米巴角膜炎起病一般比较缓慢，发病初期可表现出假树枝状角膜上皮病变、粗盐粒样基质浸润（见图 4-34、图 4-35）、放射状角膜神经炎（见图 4-36），常伴有明显的眼痛，出现"症状与体征分离"的现象。棘阿米巴角膜炎易被误诊为病毒性角膜炎，局部使用激素后病情初期稍有好转，但病情反复、控制不佳。随着病情进展，炎性反应逐渐侵及角膜基质层，形成环形浸润（见图 4-37～图 4-39）、片状基质层浸润（见图 4-40～图 4-44），浸润沿着角膜神经的走行方向分布，部分患者可有放射状角膜神经炎。晚期角膜浸润可发展成角膜溃疡、基质脓肿（见图 4-45），并有卫星灶形成和前房积脓，严重者发生角膜坏死穿孔。病变浸润累及角膜缘时，常导致角膜缘炎，甚至前部巩膜炎（见图 4-46）。20% 以上的棘阿米巴角膜炎会并发白内障，部分严重的病例可继发难治性青光眼。棘阿米巴可合并细菌、病毒、真菌及衣原体的感染。治疗终末期患者角膜白斑形成（见图 4-47）、角膜血管化，明显影响视力。

第二节　免疫性角膜病

免疫性角膜病是指由免疫因素导致的一组炎症性疾病,包括葡萄球菌边缘性角膜溃疡(staphylococcus-associated marginal keratitis,SMK)、类风湿关节炎相关性边缘性角膜溃疡(rheumatoid arthritis-related peripheral ulcerative keratitis,RA-PUK)、血管炎相关性边缘性角膜溃疡(granulomatosis with polyangiitis-associated peripheral ulcerative keratitis,GPA-PUK)、Wegener肉芽肿等。

一、葡萄球菌边缘性角膜炎

葡萄球菌边缘性角膜炎,是一种以炎症浸润、溃疡形成为特征的周边部角膜病变,与其他周边部角膜病变类似(图4-48、图4-49)。Thygeson首次报道了葡萄球菌相关慢性结膜炎引起的反复出现的角膜浸润。这些周边部溃疡和中央区溃疡不同,病情较轻,角膜刮片常无细菌检出。这些病变是机体对细菌毒素的免疫反应,而并非细菌对角膜上皮细胞的直接损伤。

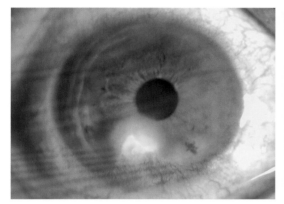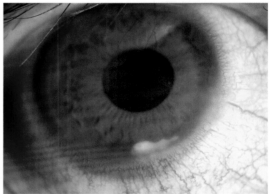

图4-48　葡萄球菌边缘性角膜炎
角膜下方灰白致密浸润,边界较模糊,表面可见大量新生血管生长

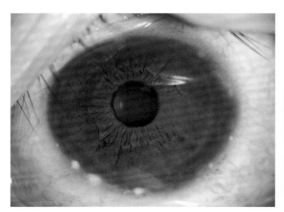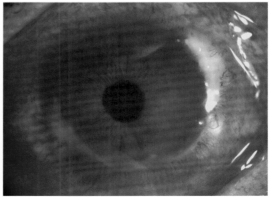

图4-49　葡萄球菌边缘性角膜炎
角膜缘多发角膜基质浸润病灶,混合充血,新生血管生长

图解：葡萄球菌边缘性角膜炎病因多为葡萄球菌性睑缘炎，主要表现为双眼多发性角膜周边部基质浸润，为宿主抗体对葡萄球菌抗原的非感染性反应。浸润灶与角膜缘间有透明区相隔，荧光素钠轻微染色或无着染。另外，部分患者结膜呈现典型的病灶区睫状充血，葡萄球菌边缘性角膜炎前房反应多为阴性，但常出现睑缘炎、角膜下方浅层点状角膜炎、近角膜缘处楔形隆起的无菌性浸润灶，对侧眼角膜周边部瘢痕及新生血管长入。

二、丝状角膜炎

丝状角膜炎是一种角膜表面黏附着由退行的上皮细胞和黏液组成的卷丝状的病变（图 4-50、图 4-51），通常和其他眼部或全身性疾病有关，最常见的伴随疾病为干眼，可伴或不伴干燥综合征。

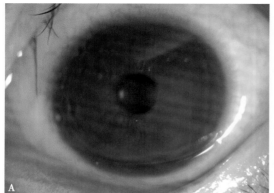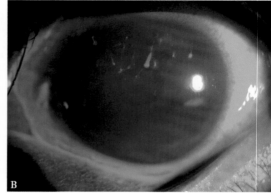

图 4-50　左眼丝状角膜炎
A. 弥散光；B. 钴蓝光

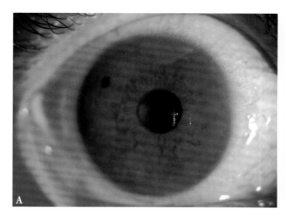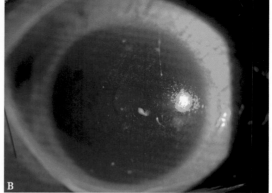

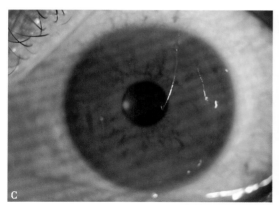
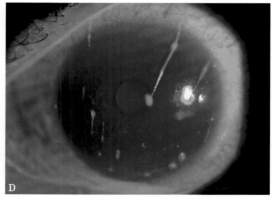

图 4-51 双眼丝状角膜炎
A. 右眼弥散光；B. 右眼钴蓝光；C. 左眼弥散光；D. 左眼钴蓝光

图解：各种原因引起角膜表面出现丝状物的病变均称为丝状角膜炎。丝状角膜炎常见病因为干燥综合征、与自身免疫性疾病相关的 Sjögren 综合征、上部边缘性角膜结膜炎、复发性角膜上皮糜烂、角膜上皮擦伤愈合过程中以及神经营养性角膜病变。主诉为异物感和中度至重度眼痛、眼红、异物感、畏光。结膜充血、泪液少、点状角膜上皮缺损，角膜上皮呈丝状剥脱，荧光素钠染色着染，丝状物由变性的上皮及黏液组成。该病的治疗具有挑战性，需要对干眼以及所有相关的眼部和全身性疾病进行处理。

三、泡性角膜炎

泡性角膜炎是一种结膜、角膜缘及角膜同时发生炎症的角膜病变，是对某些抗原发生的迟发性超敏反应（IV型变态反应），双眼均可发生，儿童较多见（图 4-52、图 4-53）。其抗原最常见的是结核菌素蛋白和葡萄球菌抗原，也可能是细菌、病毒和寄生虫等。

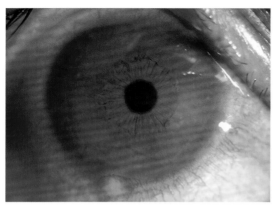
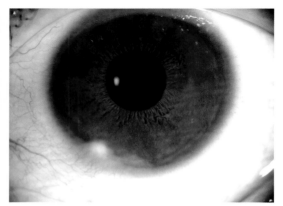

图 4-52 泡性角膜炎
下方角膜缘处可见圆形致密点状浸润灶，周围有新生血管生长

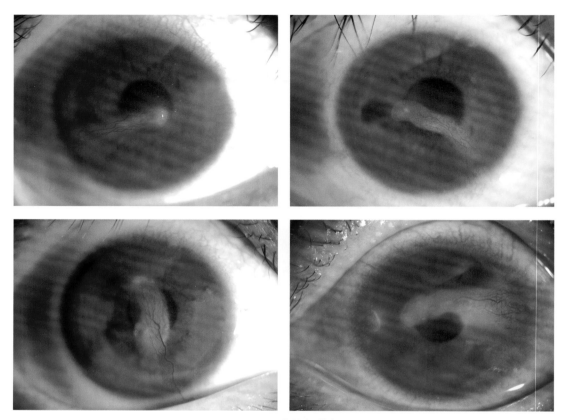

图 4-53　束状角膜炎
病灶在角膜呈束状分布，新生血管长入

图解：典型的泡性角膜炎体征为发生于角膜缘的灰粉红色结节样隆起，周围结膜充血明显（见图 4-52）；数天后，泡状病变破溃形成灰白色或黄白色溃疡，若治疗及时，则可在 1～2 周内炎症消退，不留任何痕迹；反之，则会迁延数周形成瘢痕。临床上还可以见到泡性角膜炎反复发作，表层新生血管长入。如果病变出现在角膜，有一束状血管从角巩膜缘伸入角膜病灶中心，称为束状角膜炎（见图 4-53），是泡性角膜炎的一种类型。继发于泡性角膜炎的溃疡因新生血管很快长入，很少出现穿孔，但亦有穿孔病例发生。

四、蚕食性角膜溃疡

蚕食性角膜溃疡是一种自发性、慢性、边缘性、进行性、疼痛性的角膜溃疡，初发于角膜周边部，沿角膜周边部延伸，再向中央匍行发展，最后亦可累及全角膜，可侵及单眼或双眼，属于一种特发性角膜溃疡（图 4-54）。

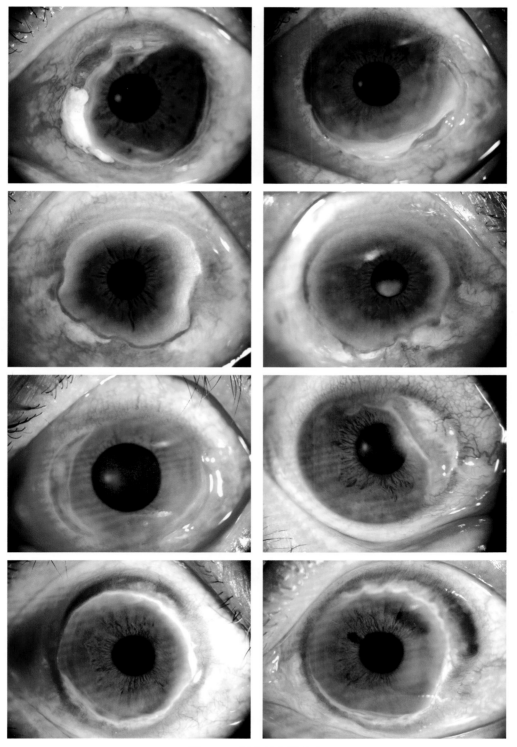

图 4-54　蚕食性角膜溃疡

早期表现为沿角膜缘的新月形角膜溃疡，随着病程延长，病变围绕角膜缘范围逐渐扩大，甚至侵犯全周角膜缘。尽管治疗后部分溃疡可愈合、结膜化、新生血管生长，但病灶区角膜变薄，严重患者可发生角膜穿孔

　　图解：蚕食性角膜溃疡最初表现为角膜周边部灰白色新月形浸润，周围结膜充血，进而上皮损伤，基质融解形成角膜溃疡。溃疡由周边部向中央区进展，产生沟渠样角膜溃疡，角膜变薄，通常伴有角膜缘炎和巩膜炎。此时患者眼部疼痛明显，伴有眼红、流泪、畏光等，若角膜浸润或溃疡波及角膜中央部，可出现视力下降。蚕食性角膜溃疡是一种排他性诊断，该病属于特发性疾病，通常不伴有全身疾病。

五、类风湿性关节炎相关角膜疾病

　　类风湿性关节炎是一个病因未明的慢性系统性自身免疫性炎症性疾病，随着年龄增长其发病率逐渐增高（图4-55A）。类风湿性关节炎眼部最常表现为：干燥性角结膜炎、巩膜炎以及角膜炎等。其中类风湿性关节炎相关角膜炎可以单独存在或者与巩膜炎共同存在。其中角膜病变可表现为侵及不同深度的角膜基质炎、角膜基质混浊水肿及角膜溃疡（图4-55B、图4-55C）。随着角膜溃疡的进展，出现角膜变薄和角膜血管化。通过适当治疗，多数患者病情可以缓解；若不及时治疗，角膜基质混浊可能扩大，甚至出现角膜溃疡或穿孔。

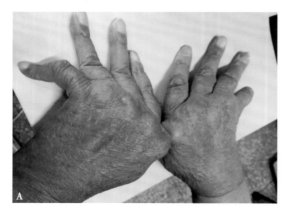
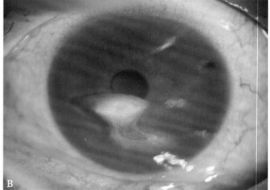
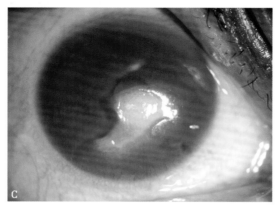

图4-55　双眼类风湿性关节炎相关角膜炎
角膜基质水肿混浊、浸润，表面溃疡，患者双手关节变形
A．患者关节变形；B．右眼；C．左眼

　　图解：类风湿性关节炎相关角膜炎以角膜基质炎为主，初期表现为角膜基质浸润、水肿，随后可进展为角膜基质融解坏死。此外，类风湿性关节炎相关角膜炎还表现为边缘性角膜溃疡和坏死性巩膜炎，值得临床关注。类风湿性关节炎还可引起干燥性角结膜炎，造成角膜上皮持续性弥漫点状着染，严重时，角膜上皮缺损，可形成角膜溃疡。

六、韦格纳肉芽肿

　　韦格纳（Wegener）肉芽肿又称肉芽肿性多血管炎，为全身性疾病，可累及呼吸道、肾脏、皮肤等器官组织，是一种罕见的致死性自身免疫性疾病。约有 45%～60% 的 Wegener 肉芽肿患者首诊于眼科，其眼部临床表现多种多样，包括结膜炎、角膜溃疡、巩膜炎、虹膜炎等，易漏诊或误诊（图 4-56）。几乎所有韦格纳患者的外周血中抗中性粒细胞胞浆抗体（ANCA）检测均为阳性，因此，除了活检以外，ANCA 是诊断 Wegener 肉芽肿最敏感和特异性的方法。早诊断、早治疗是决定 Wegener 肉芽肿预后的关键因素。眼部使用激素和免疫抑制剂可缓解炎症症状，但疗效欠佳。治疗应首选糖皮质激素联合免疫抑制剂全身使用，需定期监测肝肾功能。

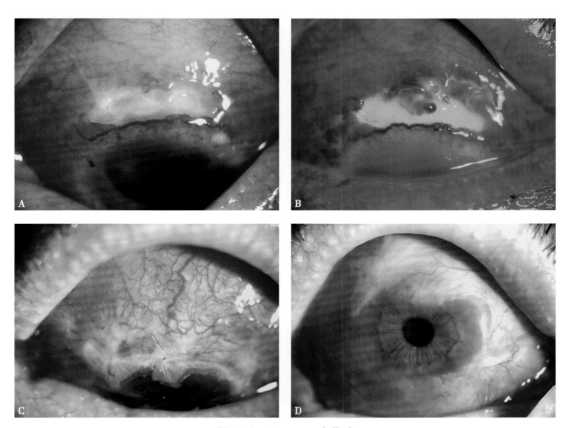

图 4-56　Wegener 肉芽肿

A. 左眼上方角膜缘部位可见一约 3mm×8mm 大小的巩膜溃疡，病变旁结膜血管扩张、充盈、粗大，角膜点状浸润、轻度水肿，KP（+）；B. 钻蓝光；C. 术后 1 周；D. 术后 4 个月复诊外眼像，巩膜溃疡愈合，左眼视力 0.3

图解：Wegener 肉芽肿的眼前节表现为瘢痕性结膜炎、表层巩膜炎、角膜炎以及葡萄膜炎，其中以巩膜炎和角膜炎多见。严重的坏死性巩膜炎可表现为黄色的巩膜坏死，以及周边角膜的浸润、沟状融解（见图 4-56），该病预后不良。对于 Wegener 肉芽肿必须重视并给予全身治疗，尽管局部激素对于巩膜炎和结膜炎短时有效，但缺乏全身治疗时，患者的生存期仍将缩短。目前，使用肿瘤坏死因子家族的 B 细胞激活因子临床治疗效果较好，但有复发性。

七、Thygeson 浅层点状角膜炎

Thygeson 浅层点状角膜炎是一种少见的原因不明的角膜上皮病变，该病以粗点状角膜上皮炎为特征，表现为双侧性、复发性、灰白色、略隆起的角膜上皮病变（图 4-57），荧光素钠很少或无明显着染，伴结膜轻微充血或无充血（图 4-58、图 4-59）。本病最常见于年轻人，也可在任何年龄段发病，疾病发作可以持续数十年。

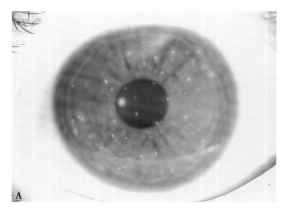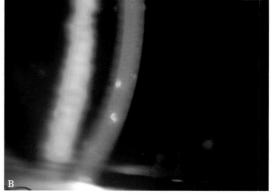

图 4-57　Thygeson 浅层点状角膜炎
角膜上皮点状灰白色浸润、微隆起
A. 弥散光；B. 裂隙光

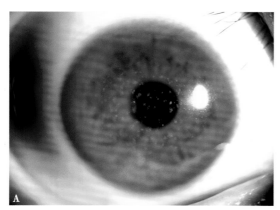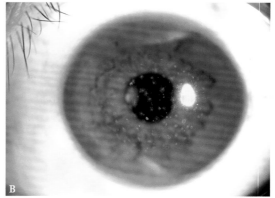

图 4-58　双眼 Thygeson 浅层点状角膜炎
病灶双眼对称，结膜轻度充血
A. 右眼；B. 左眼

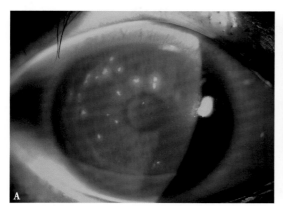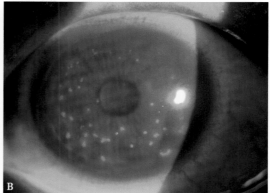

图 4-59 双眼 Thygeson 浅层点状角膜炎
钻蓝光下荧光素钠染色
A. 右眼；B. 左眼

图解： Thygeson 浅层点状角膜炎患者结膜可以轻度或无明显充血，角膜上皮内可见散在或成团的灰白色点状沉积物，这些沉积物可以穿破角膜上皮面，使得角膜上皮外观粗糙，但荧光素钠着染不明显（见图 4-59）。该病变与病毒性角膜炎易混淆，尤其是腺病毒性角结膜炎，前者角膜浸润位于上皮内，而后者位于上皮下。治疗后 Thygeson 浅层点状角膜炎不留痕迹，而腺病毒性角结膜炎部分患者可有角膜薄翳形成。急性发作期患者，给予局部低浓度激素治疗有效。

第三节　神经营养性角膜炎

神经营养性角膜炎（neurotrophic keratitis，NK），是指三叉神经损伤引起的角膜退行性病变。也有文献将其总结为与角膜知觉减弱或缺失相关，伴或不伴基质溃疡，表现为顽固性上皮缺损的一种角膜上皮病变。正常的角膜神经可以调控角膜的细胞代谢，刺激角膜上皮细胞的黏附和迁移。角膜神经密度的减低可以造成持续的角膜上皮代谢异常，最终进展为角膜上皮缺损、溃疡。NK 的病因种类繁多，所有可以影响三叉神经至角膜神经末梢感觉神经的疾病，都可能引发 NK。常见病因包括病毒感染、长期眼部用药和手术等医源性损伤、眼表外伤、颅内肿瘤、全身代谢性疾病（糖尿病及维生素 A 缺乏症等）和部分先天性疾病。尽管引起 NK 的病因大相径庭，但对其的治疗策略均以改善三叉神经和角膜神经功能为主，以期恢复角膜的神经营养供应，促进角膜上皮的再生和愈合。根据 2021 年中国神经营养性角膜炎诊断及治疗专家共识，可将 NK 分为三期，包括泪液异常期、角膜上皮异常期及持续性角膜溃疡期（图 4-60）。

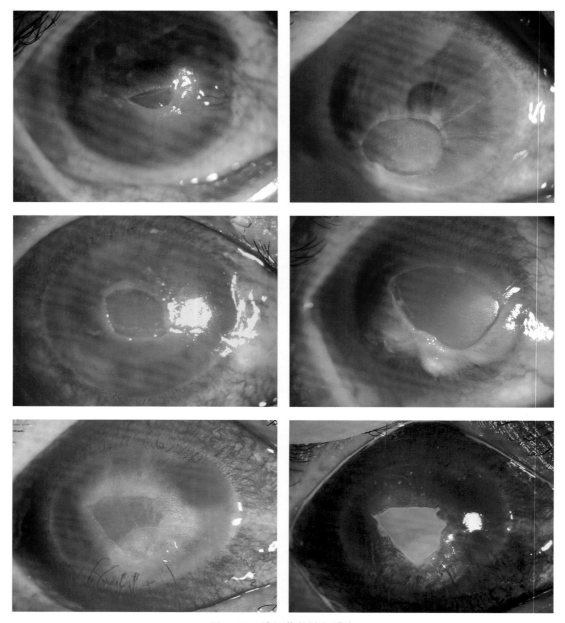

图4-60 神经营养性角膜炎

角膜可见椭圆形溃疡,边界清晰,基底干净,可伴有角膜后弹力层皱褶

图解: 1期神经营养性角膜炎是以干燥性角膜上皮病变为主,泪膜不稳定及眼表湿化不足所致角膜上皮荧光素钠点状着染是其重要的特点。如果出现角膜上皮缺损、基质水肿就进入2期,常伴有角膜后弹力层皱褶、房水闪辉或前房积脓等。角膜基质融解是3期的特点,并且容易出现角膜穿孔。临床上,对于角膜上皮病变患者,角膜知觉检查是必要的,一旦确定角膜知觉有异常,使用荧光素钠进行染色,详细观察角膜损伤情况,并进行积极治疗。对于角膜浅基质层出现的致密浸润,应排除感染性角膜炎的发生,必要时进行病原学检查。

第四节　暴露性角膜炎

　　暴露性角膜炎是由各种原因（眼睑缺损、眼睑外翻、眼球突出、手术相关眼睑闭合不全）所致角膜失去眼睑保护，长期暴露于外界环境中，引起角膜干燥继发角膜上皮脱落，进而造成的角膜炎症（图4-61～图4-63）。此外，面神经麻痹、深度昏迷或麻醉也可导致此病的发生。

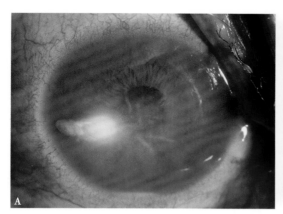
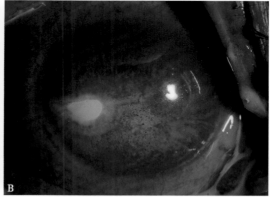

图4-61　脑膜瘤术后右眼闭合不全所致暴露性角膜炎
颞侧角膜溃疡，边界清晰，基质水肿浸润混浊，后弹力层皱褶，累及瞳孔区，前房积脓
A. 弥散光；B. 钴蓝光

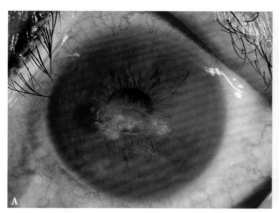
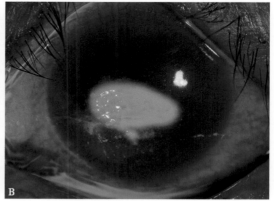

图4-62　左眼上睑下垂术后眼睑闭合不全所致暴露性角膜炎
角膜中央椭圆形溃疡灶，表面干净，边界清晰，基质浸润混浊
A. 弥散光；B. 钴蓝光

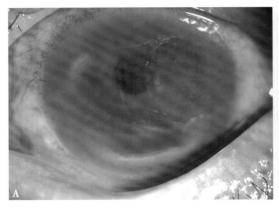
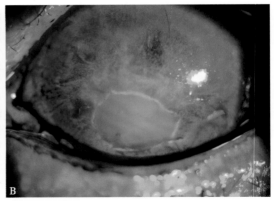

图 4-63　左眼暴露性角膜炎
下方角膜溃疡，边界清晰
A. 弥散光；B. 钴蓝光

　　图解：暴露性角膜炎体征为角膜下 1/3 角膜上皮点状剥脱、上皮破损，初期暴露部位结膜充血，角膜、结膜上皮干燥、粗糙，进而角膜上皮逐渐由点状糜烂融合成片状缺损，无菌性角膜溃疡产生，周围角膜新生血管形成。暴露性角膜炎容易继发感染，出现化脓性角膜溃疡。缓解或对症治疗角膜暴露的因素，如配戴角膜绷带镜、永久性睑裂缝合术、结膜瓣遮盖术，对于暴露性角膜炎的治疗非常重要，同时还可预防感染的发生。

第五节　药物性角膜病变

　　药物性角膜病变是指由于全身或眼局部药物的使用，直接或间接导致角膜出现组织病理性损害（图 4-64～图 4-68）。其中药物本身的毒性或药物制剂中所含的防腐剂均可致病。常见的可致药物性角膜病变的药物包括：氧氟沙星、非甾体抗炎药、糖皮质激素、苯扎氯铵、氯己定等。发病机制包括损害眼表上皮微绒毛、破坏上皮间的紧密连接、抑制上皮细胞有丝分裂、破坏结膜杯状细胞导致黏蛋白分泌减少等。

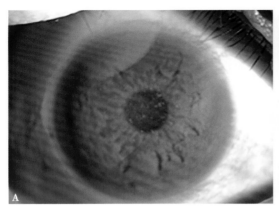
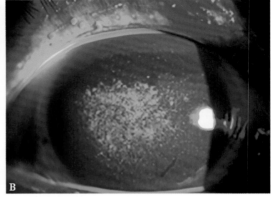

图 4-64　左眼药物性角膜病变
角膜上皮弥漫点染
A. 弥散光；B. 钴蓝光

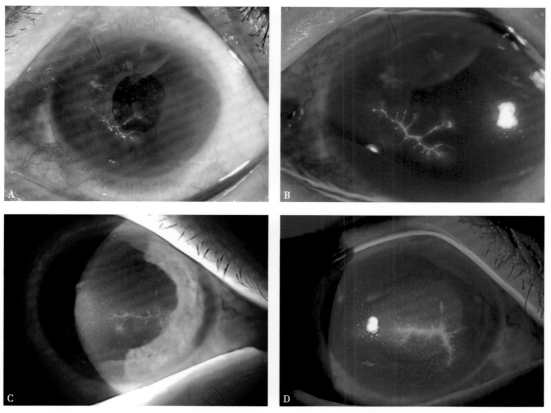

图 4-65　药物性角膜病变——假树枝状上皮病变

病灶边界不清，末端无分叉和结节状膨大

A、C. 弥散光；B、D. 钴蓝光

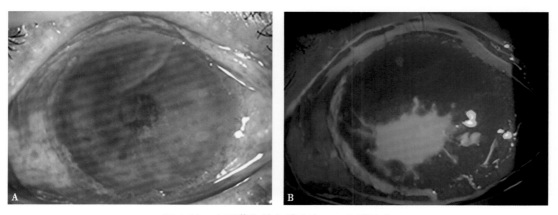

图 4-66　左眼药物性角膜病变——角膜溃疡

角膜上皮糜烂形成表浅溃疡，边界不清，伴有假树枝状上皮病变

A. 弥散光；B. 钴蓝光

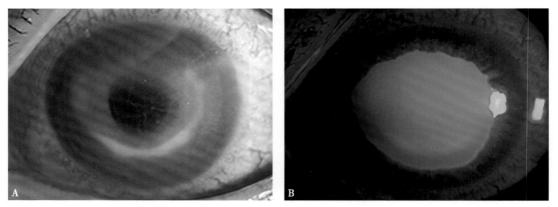

图4-67 左眼药物性角膜病变

环形浸润，角膜中央基质环形浸润，边界清晰，伴有上皮溃疡

A. 弥散光；B. 钻蓝光

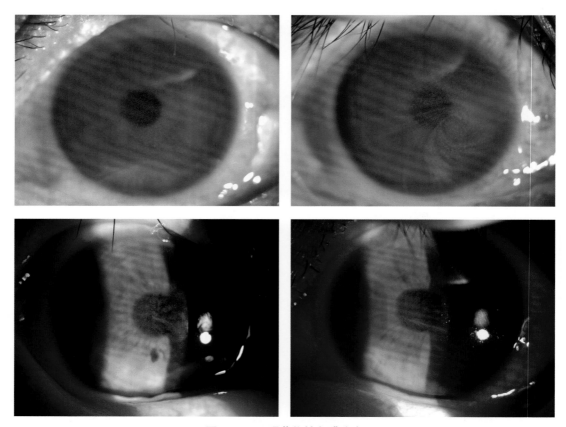

图4-68 双眼药物性角膜病变

口服胺碘酮后出现飓风样角膜病变，双眼裂隙灯外眼像示角膜上皮下点状颗粒物沉积呈漩涡状，部分病变累及前弹力层及浅基质层

  图解：药物性角膜病变的临床表现多种多样，认真分析后可以分为4类：①角膜上皮弥漫点染（见图4-64），此时要与干眼相鉴别，详细询问用药史及临床表现后容易确诊；②假树

枝状角膜上皮病变（见图 4-65），容易与单纯疱疹病毒性角膜炎相混淆，但两种病变不完全相同，假树枝病灶通常边界不清，末端不分叉且呈无结节状膨大，合并有弥漫性的角膜上皮点状病变；③角膜溃疡（见图 4-66），此时需要进行病灶分泌物微生物检查，以除外感染性角膜溃疡；④环形浸润（见图 4-67），此时需与棘阿米巴角膜炎相鉴别，接触镜配戴史、外伤史以及难以忍受的眼痛有助于鉴别。药物性角膜病变在糖尿病患者中更为常见，需引起临床关注；此外，口服胺碘酮后在角膜上皮下可见点状颗粒物沉积，呈漩涡状或飓风样角膜病变（见图 4-68），值得临床关注。

第六节　角膜缘干细胞缺乏

角膜缘干细胞位于角膜缘 Vogt 栅栏延伸出来的上皮隐窝，其功能为补充、更新凋亡或损伤的角膜上皮细胞，以维持角膜的透明性和眼表的完整性。当全身或局部各种因素导致角膜缘干细胞数量减少或功能下降时，则可出现角膜缘干细胞缺乏（limbal stem cell deficiency，LSCD），表现为眼表异物感、畏光、流泪，视力下降，进而严重影响患者的生活质量（图 4-69～图 4-71）。

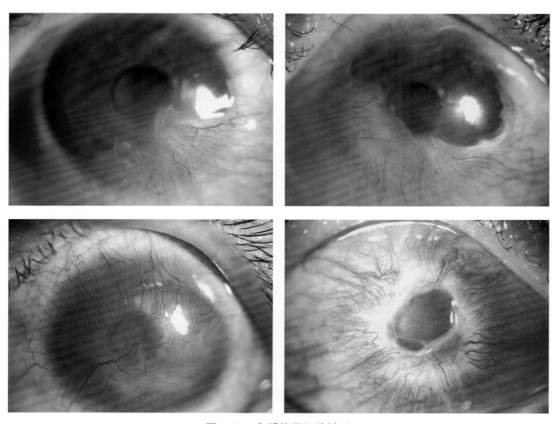

图 4-69　角膜缘干细胞缺乏
表现为角膜混浊、新生血管生长，角膜上皮结膜化

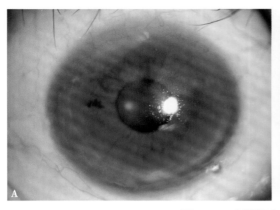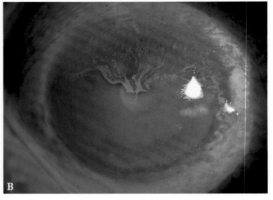

图 4-70　右眼轻度角膜缘干细胞缺乏
可见角膜上皮点线状及旋涡状着染，角膜缘受累范围小于 50%
A. 弥散光；B. 钴蓝光

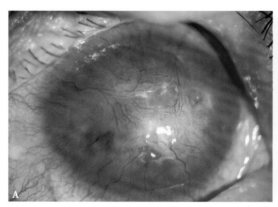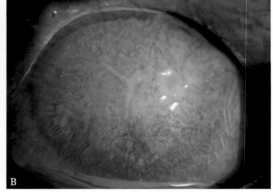

图 4-71　重度角膜缘干细胞缺乏
可见角膜上皮点线状及旋涡状着染，角膜缘受累范围大于 50%
A. 左眼弥散光；B. 左眼钴蓝光

　　图解：LSCD 是角膜缘干细胞的数量减少和 / 或功能异常导致的角膜上皮稳态失衡，表现为角膜上皮细胞结膜化、持续或反复的角膜上皮缺损，可伴有角膜新生血管、眼表炎症或角膜瘢痕的形成（见图 4-69）。LSCD 病因复杂，包括获得性非免疫性疾病、获得性免疫性疾病、遗传性疾病三大类。早期 LSCD 患者多无明显症状，随着病情的进展，患者可表现为眼部不适、异物感、流泪、眼痛、视力下降甚至丧失，严重影响患者的生活质量。临床典型的特征为角膜上皮结膜化所表现的点线状、旋涡状荧光素钠着染（见图 4-70、图 4-71），以及周边角膜血管化。

第七节　虹膜角膜内皮综合征

　　虹膜角膜内皮综合征（iridocorneal endothelial syndrome，ICE 综合征）为单侧、非遗传、缓慢进展的角膜内皮异常的一组疾病。好发于 20～50 岁，女性多于男性，表现为角膜内皮异常、进行性虹膜基质萎缩、广泛的周边虹膜前粘连、房角关闭及继发性青光眼的一组病变。ICE 包括三种类型综合征：原发性进行性虹膜萎缩（图 4-72）、Chandler 综合征（角膜内皮水肿）和虹膜色素痣综合征（Cogan-Reese 综合征）（图 4-73）。

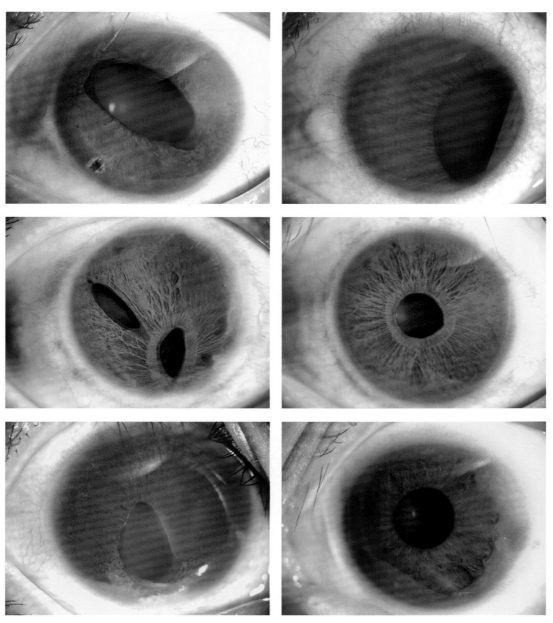

图 4-72 ICE 综合征

原发性进行性虹膜基质萎缩，虹膜显著变薄，出现虹膜裂洞和瞳孔变形、移位

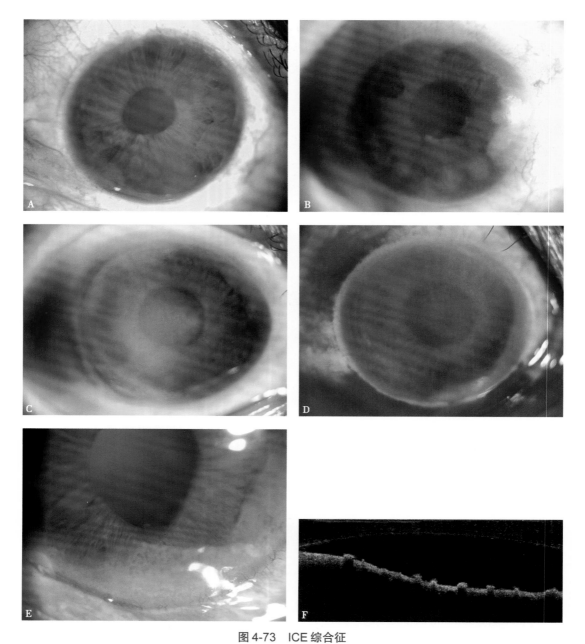

图 4-73 ICE 综合征

A~D. Chandler 综合征,角膜水肿,虹膜基质萎缩,瞳孔变形;E、F. Cogan-Reese 综合征,虹膜病变表现为高密度色素组织组成的岛状隆起

　　图解:临床上,ICE 综合征是一组累及虹膜、角膜以及前房角的致盲性眼病,其特点为发病隐匿,临床表现多样,并发症较多、预后较差。尽管三种类型 ICE 均会产生不同程度的虹膜萎缩、瞳孔移位,以及虹膜表面的后弹力层样膜,但相较于其他两种亚型,Cogan-Reese 综合征以虹膜的特征性改变更为明显:初期虹膜前表面散在浅黄色小结节,以后逐渐转为深棕色,围绕着结节的虹膜基质较平坦,失去了虹膜的正常结构,因此,常合并瞳孔的改变;

有些 ICE 综合征患者在病变多年后虹膜表面才出现结节。Cogan-Reese 综合征虹膜病变包括两种类型，一种是由高密度色素组织组成的岛状隆起（见图 4-73），另一种表现为虹膜表面绒毛样色素膜增生，裂隙灯下虹膜隐窝消失，异常增生的膜状物易累及房角，产生继发性青光眼。

女性患者出现单侧角膜内皮异常、虹膜特征性改变、青光眼以及角膜轻度水肿时，应高度怀疑 ICE 综合征可能。由于忽视了角膜及虹膜病变，部分患者被误诊为原发性闭角型青光眼，实际上，该类患者眼压升高是房水引流通道被膜状组织阻塞或虹膜周边前粘连所致，应属于继发性青光眼。因此，行单纯青光眼手术操作可增加该类患者角膜内皮失代偿的可能性。针对这类患者，如果眼压可用一种或两种局部药物控制，且无视盘及视野改变，可继续使用药物保守治疗；如果患者角膜水肿明显，可行角膜内皮移植手术，联合降眼压药物维持眼压，也可行角膜内皮移植联合青光眼滤过手术。ICE 综合征需与 Fuchs 角膜内皮营养不良、后部多形性营养不良、虹膜黑色素瘤等角膜内皮及虹膜病变相鉴别。

第八节　角膜营养不良和变性

一、角膜营养不良

角膜营养不良是一类遗传性、双眼对称性、缓慢进展的非炎症性角膜混浊性疾病。根据解剖学、遗传学和组织病理学的特征表现，角膜营养不良分为上皮型、前弹力层型、基质型、后弹力层型和内皮型营养不良。其中上皮基底膜角膜营养不良是最常见的前部角膜营养不良，而独特的角膜基质混浊形态有助于对角膜基质营养不良的诊断。Fuchs 角膜内皮营养不良在白内障术前应着重关注，避免术后出现角膜内皮失代偿。

（一）角膜上皮基底膜营养不良

角膜上皮基底膜营养不良（即地图状 - 点状 - 指纹状角膜营养不良）是最常见的前部角膜营养不良。表现为角膜上皮浅层出现微小的代谢物沉积以及更大的椭圆形和不规则形的灰白色混浊（图 4-74）。

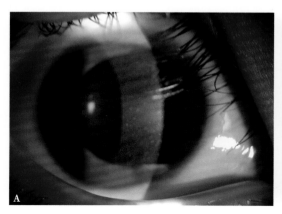
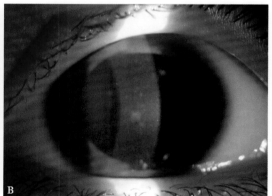

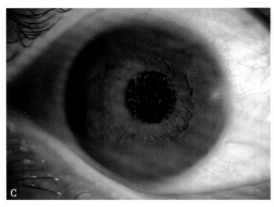
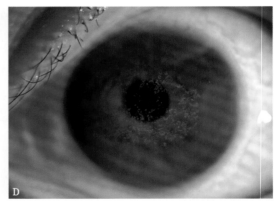

图 4-74 双眼地图状 - 点状 - 指纹状角膜营养不良
裂隙灯下见双眼角膜上皮基底膜点状和地图状混浊
A、C. 右眼；B、D. 左眼

图解： 角膜上皮基底膜营养不良是指上皮层内的角膜上皮基底膜的地图样改变，一般情况下，成熟的角膜上皮细胞从基底细胞开始迁移至浅层，最终从角膜表面脱落；而发生角膜上皮基底膜营养不良时，成熟的角膜上皮被基底膜片状区域捕获，阻止移行到角膜表面，形成小囊肿，其中包括细胞碎片、核碎片及一些无定形物质。角膜上皮基底膜营养不良的主要症状为复发性角膜上皮糜烂和视物模糊。

（二）角膜前弹力层营养不良

角膜前弹力层营养不良的分类一直存在分歧，目前比较公认的是 Kuchle 的分类方法，即 I 型角膜前弹力层营养不良和 II 型角膜前弹力层营养不良。 I 型角膜前弹力层营养不良表现为前弹力层短棒状颗粒状混浊的 Reis-Bücklers 角膜营养不良（Reis-Bücklers corneal dystrophy，RBCD）（图 4-75）， II 型角膜前弹力层营养不良表现为前弹力层蜂窝状混浊的 Thiel-Behnke 角膜营养不良（Thiel-Behnke corneal dystrophy，TBCD）（图 4-76）。

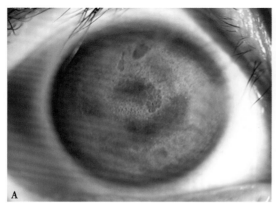
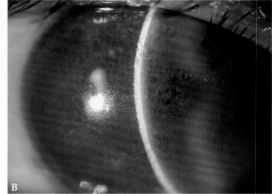

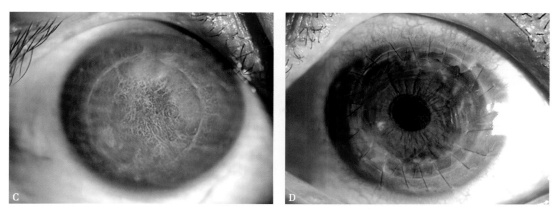

图 4-75 Reis-Bücklers 角膜营养不良

A. 弥漫地图状上皮下混浊，混浊区与角膜缘之间存在透明角膜带；B. 裂隙灯显微镜下可见异常物质主要沉积于前弹力层；C. 右眼板层角膜移植术后出现地图状角膜混浊，提示复发；D. 同一患者早期复发所产生的角膜混浊开始于角膜下方的前弹力层

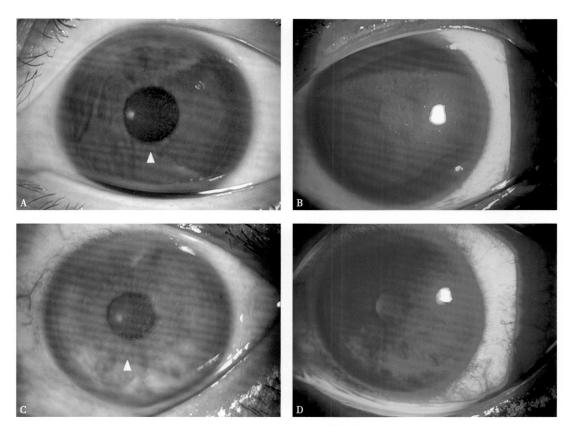

图 4-76 Thiel-Behnke 角膜营养不良

双眼对称性角膜前弹力层细小点片状混浊（白色三角所示），但角膜荧光素钠染色无着染

A. 家系先证者（Ⅳ：29）弥散光；B. 家系先证者（Ⅳ：29）钴蓝光；C. 先证者父亲（Ⅲ：13）弥散光；D. 先证者父亲（Ⅲ：13）钴蓝光

　　图解：临床上，使用裂隙灯显微镜很难区分 RBCD 和 TBCD，两者均表现为前弹力层和基底膜区域中有波浪状或锯齿状混浊病灶，严重患者，病变可波及浅基质层。电子显微镜是鉴别 RBCD 和 TBCD 最有效的方法，RBCD 为短杆状沉积物，TBCD 为卷曲状纤维混浊。角膜前弹力层营养不良的治疗包括：疾病早期以保护角膜上皮、缓解疼痛为主；对于具有浅层角膜混浊的病例可行准分子激光治疗性角膜切削术（PTK）治疗；如果病变进一步累及深基质层，可进行板层或穿透性角膜移植手术。

（三）角膜基质营养不良

　　角膜基质营养不良是指异常代谢物沉积于角膜基质引起角膜基质混浊，导致眩光和视觉质量下降。角膜基质营养不良包括：格子状角膜营养不良（图 4-77）、颗粒状角膜营养不良（图 4-78、图 4-79）、斑状角膜营养不良（图 4-80）、施耐德角膜营养不良（图 4-81、图 4-82）、Avellino 角膜营养不良（图 4-83）等。

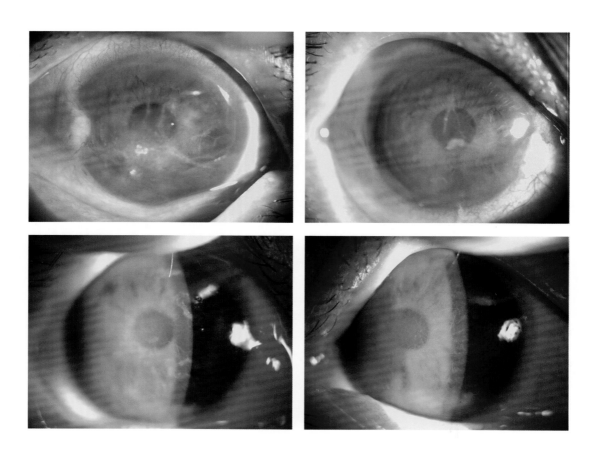

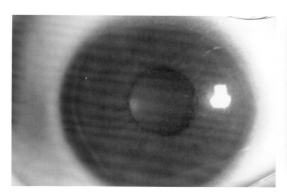 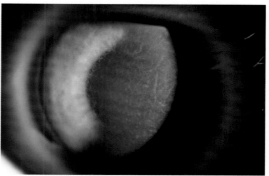

图 4-77 双眼格子状角膜营养不良

早期表现为散在的圆形或卵圆形上皮下混浊,随着病变进展,浅基质层出现白色小点和小丝状线,病变晚期出现全层角膜基质混浊

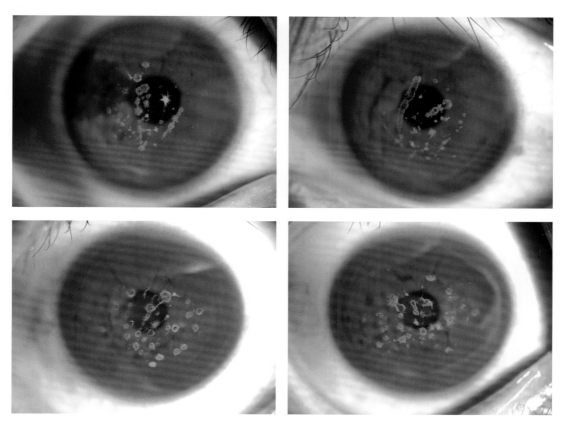

图 4-78 双眼颗粒状角膜营养不良

可见中央前基质层内细小、白色、边界清晰的面包屑样、环形和雪片状沉积物

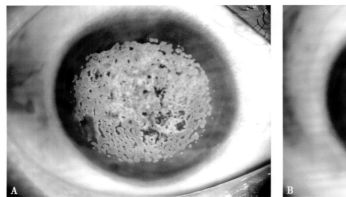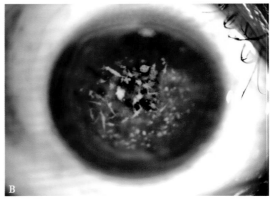

图 4-79　双眼颗粒状角膜营养不良

中央前基质层内细小、白色、边界清晰的面包屑样、环形和雪片状沉积物,右眼较重,可见沉积物融合于角膜基质中

A. 右眼；B. 左眼

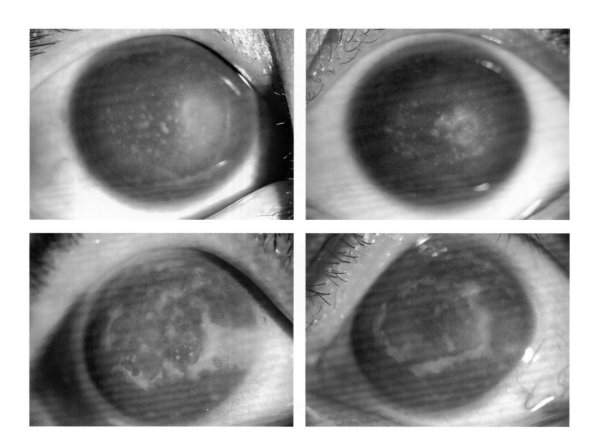

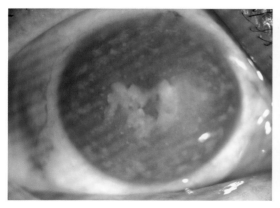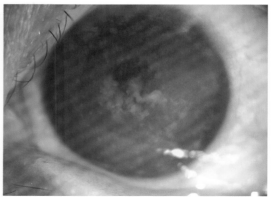

图 4-80　双眼斑状角膜营养不良

中央前基质和周边后基质内出现灰白色、密集排列、局灶性、边界模糊的斑点状混浊，病灶之间界限模糊，可有融合

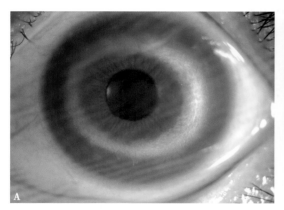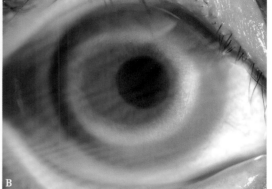

图 4-81　双眼施耐德角膜营养不良

角膜基质中周部环状致密混浊，呈现靶形外观

A. 右眼；B. 左眼

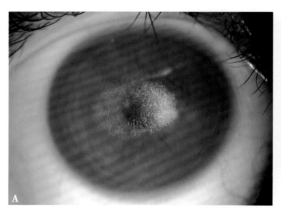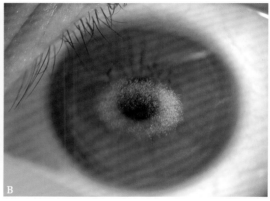

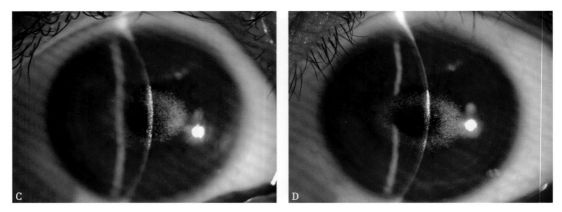

图 4-82　双眼施耐德角膜营养不良

在弥散光照明中可见致密混浊的角膜环，使得角膜呈现出靶形外观，上皮下可见结晶状混浊物

A. 右眼弥散光；B. 左眼弥散光；C. 右眼裂隙光；D. 左眼裂隙光

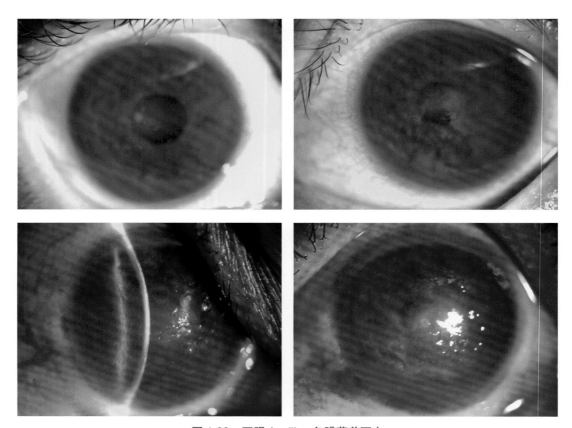

图 4-83　双眼 Avellino 角膜营养不良

角膜中央部基质层内可见多个散在的灰白色小点状、线状、雪花状、片状混浊病灶，角膜病变同时具有格子样和颗粒状角膜营养不良的特征

图解：角膜基质营养不良在发病初期多无症状，一般到中年角膜混浊加重，影响视力，才引起患者关注。裂隙灯显微镜下可见角膜基质混浊病灶，表现为面包屑样混浊、分支状、细条状或结节状病灶，此外，斑状角膜营养不良可发展至全角膜混浊。本病无特效药物治疗，均为对症治疗，后期影响视力需要手术治疗，但容易复发。

（四）角膜内皮营养不良

角膜后弹力层和内皮营养不良在临床上并不少见，尤其是 Fuchs 角膜内皮营养不良，多在白内障术前筛查时被发现（图 4-84、图 4-85）。角膜内皮营养不良后期均表现为角膜内皮失代偿，引起角膜水肿、混浊，严重影响患者视力。目前，角膜内皮移植手术的逐步普及，为角膜内皮营养不良的治疗带来了曙光。

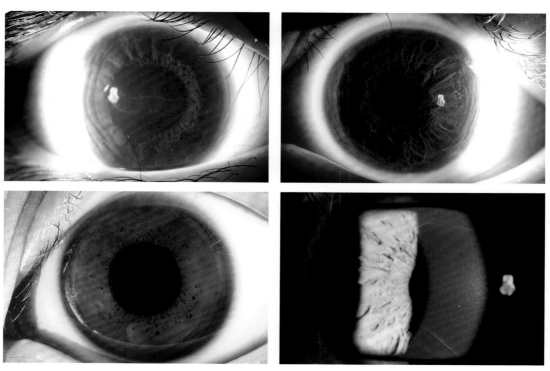

图 4-84　双眼后部多形性角膜营养不良
角膜内皮层可见"双轨征"的灰白色条带，位于瞳孔区或瞳孔下方

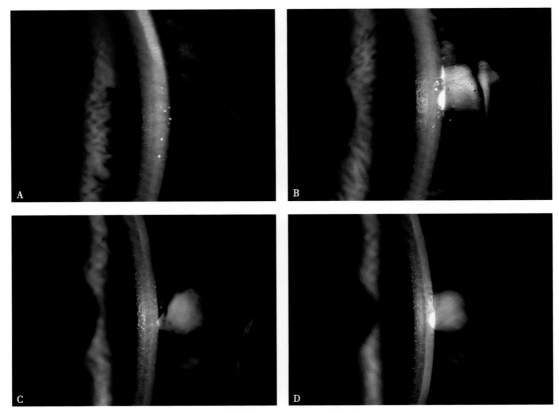

图 4-85 双眼 Fuchs 角膜内皮营养不良
角膜内皮面可见明显的滴状赘疣，均匀分布在角膜中央区
A、C. 右眼裂隙灯镜面反射法观察；B、D. 左眼裂隙灯镜面反射法观察

图解：后部多形性角膜营养不良患者早期多无症状，很少影响视力，多数患者在体检中发现。裂隙灯检查在角膜后弹力层和内皮层可见边界清晰的小囊泡状改变、线性带状病变（双轨征）、圆形暗区、马赛克样内皮表现等（见图 4-84）。Fuchs 角膜内皮营养不良表现为角膜中央胶滴状改变，利用裂隙灯显微镜后部反光照明法可见角膜后露珠样高亮滴状改变（见图 4-85）。Fuchs 角膜内皮营养不良需与盘状角膜炎相鉴别，盘状角膜炎有角膜后 KP 以及抗炎后水肿消退等特点。

二、角膜变性

角膜变性为角膜结构和功能发生的不可修复的退行性改变。由于衰老和各种内、外部不利因素导致的角膜分子生物学水平的变化，进而诱发了细胞水平的退行性病变。一般情况下，角膜变性可分为退化性（年龄相关）和非退化性角膜变性；同时根据沉积物的类型，又可分为角膜透明变性、淀粉样变性、脂质变性和角膜钙化；根据病变的解剖位置可分为前部、后部、中央或周边部角膜变性。

（一）角膜老年环

角膜周边部的环状病变发生频率与年龄密切相关，故又称为老年环，是角膜周边部老年退行性变及脂质变性。该环为角膜周边部出现宽约 1.5～2.0mm 的灰白色混浊区，其形成顺序是先下方、继而上方,其后向鼻、颞侧发展,最后联合形成环状。裂隙灯下可见混浊位于后弹力层前的深基质层内(图4-86)。

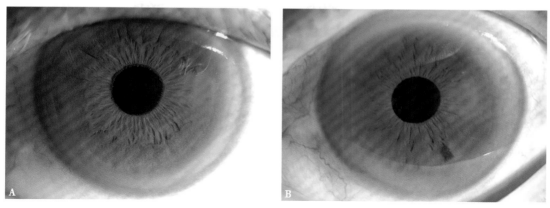

图 4-86 双眼角膜老年环
A. 右眼;B. 左眼

(二)角膜带状变性

角膜带状变性是主要累及前弹力层的表浅角膜钙化变性,常继发于各种眼部或系统性疾病(图4-87)。

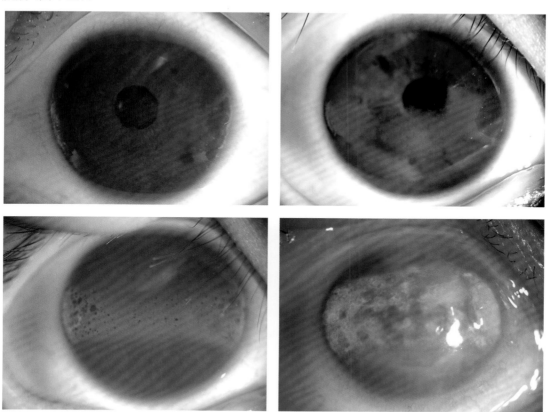

图 4-87 角膜带状变性
角膜钙化变性病变从睑裂区鼻、颞侧角膜缘开始,横跨瞳孔区,钙质沉积于角膜前弹力层

（三）脂质变性

原发性角膜脂质变性少见，为角膜基质层自发出现含有胆固醇、脂肪、磷脂的白色或黄色沉淀物。继发性角膜脂质变性比较常见，与眼部外伤或其他眼病引起的角膜新生血管有关，最常见继发于单纯疱疹病毒或带状疱疹病毒引起的盘状角膜炎（图4-88）。

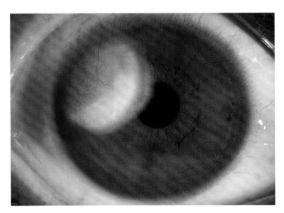

图4-88 单纯疱疹病毒性角膜炎反复发作后角膜脂质变性

（四）Salzmann 结节状角膜变性

Salzmann 结节状角膜变性在陈旧性角膜炎或慢性角膜炎（如泡性角膜炎、沙眼、基质型角膜炎）的角膜上逐渐形成一种类似"瘢痕疙瘩"样的增生性病变，表现为在其多年前患病的角膜上连续出现1～9个散在的灰白色或灰蓝色纤维性隆起的小结节（图4-89）。

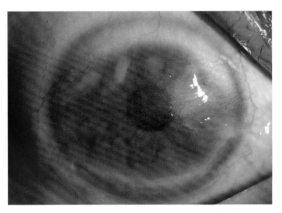

图4-89 右眼 Salzmann 结节状角膜变性

（五）Terrien 边缘变性

Terrien 边缘变性又称边缘性角膜变性，是角膜边缘部变性的一种特殊类型，较少见。主要表现为慢性、双侧角膜边缘部伴有浅层新生血管形成的角膜实质层萎缩和沟状变薄，最终出现角膜向前膨隆、穿孔、虹膜脱出而致眼球严重受损（图4-90）。

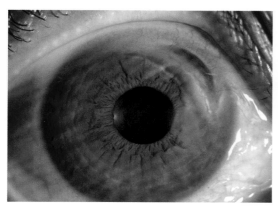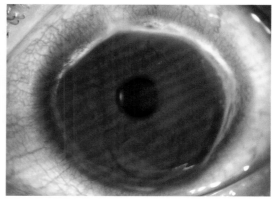

图 4-90　Terrien 角膜边缘变性

角膜周边部呈沟状变薄,周围新生血管生长,严重患者出现角膜穿孔、虹膜膨出

　　图解: 角膜变性是较为常见的角膜病,继发于炎症、外伤或老年退行性变,病变常表现为静止性,表面无充血,不伴有任何炎症表现,进展缓慢。角膜变性临床意义不大,多无明显的临床症状,如果对视力影响不大,一般无须治疗,严重视力障碍者才考虑手术治疗。

三、圆锥角膜

　　圆锥角膜是用来描述角膜因变薄和前突而呈锥形改变的临床术语。通常认为该疾病的发生过程是非炎性的,不发生炎症细胞浸润和新生血管形成。该疾病的典型表现是病变累及角膜中央三分之二的区域,圆锥的锥顶一般位于该区域的中央,正好位于视轴下方。圆锥处可有瘢痕形成及新生血管长入角膜基质浅层(图 4-91~图 4-95)。此期患者的视力显著减退,均不能用眼镜或角膜接触镜矫正。

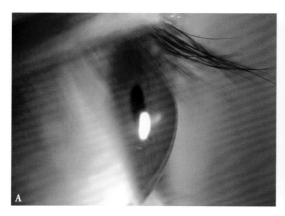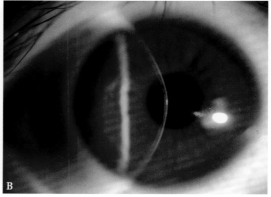

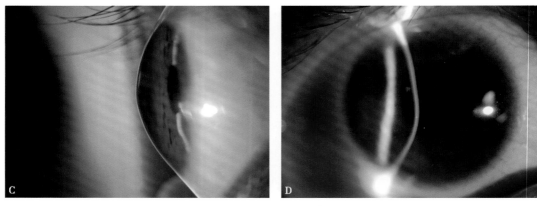

图 4-91　圆锥角膜
角膜弯曲度增加，角膜中央变薄
A. 右眼侧视；B. 右眼裂隙光；C. 左眼侧视；D. 左眼裂隙光

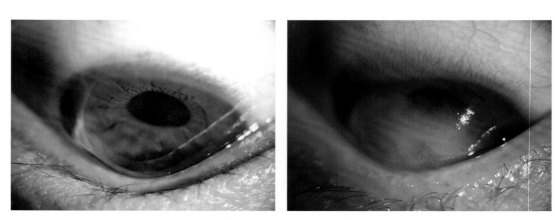

图 4-92　圆锥角膜 Musson 征

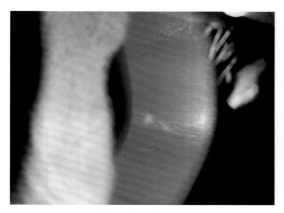

图 4-93　圆锥角膜深基质层的 Vogt 条纹

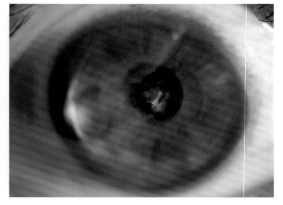

图 4-94　圆锥角膜上皮内 Fleischer 环

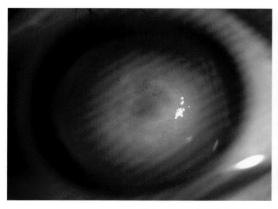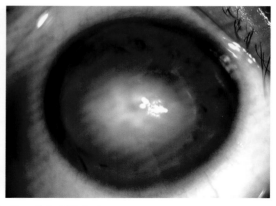

图 4-95　急性圆锥角膜,角膜严重弥漫性水肿、混浊

图解:典型圆锥角膜的临床表现为视力明显下降,除配戴角膜接触境外,一般眼镜难以矫正视力,典型的体征为中央区域角膜知觉减退,角膜弯曲度增加,角膜中央变薄,向下注视时,圆锥顶部压迫下睑缘,睑缘出现带角度的弯曲,称为 Musson 征(见图 4-92)。Vogt 线位于角膜中央区,是由深基质层皱褶增多而引起的数条混浊或半透明的白色细线(见图 4-93)。给眼球施加外部压力而使眼压一过性升高时,可使 Vogt 线消失。Fleischer 环是在圆锥底部常见的一个不完整或完整的铁锈样环(见图 4-94)。Fleischer 环可作为圆锥周边的界限。随着角膜不断扩张,Fleischer 环逐渐变窄、颜色变深,从基底部包围整个圆锥。如果角膜发生急性后弹力层破裂,称为急性圆锥角膜(角膜水肿)(见图 4-95)。此时患者主诉眼部疼痛、畏光、流泪等严重刺激症状及视力锐降。检查时发现球结膜充血,角膜基质和上皮层急性水肿、混浊。水肿混浊的范围常提示后弹力层破裂的大小,裂口愈大,水肿混浊的范围愈广。裂口常呈镰刀状或新月形。

第九节　角膜先天异常

一、大角膜

大角膜是一种罕见的发生于双眼的非进展性角膜病变,通常是 X 连锁隐性遗传,因此,90% 的发病者是男性。大角膜在成年人角膜直径≥13mm,伴有很深的前房(图 4-96)。

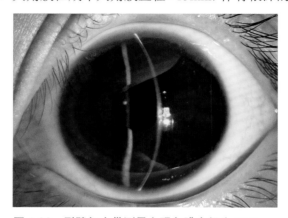

图 4-96　裂隙灯光带测量左眼角膜直径为 13.5mm

二、小角膜

直径小于 10mm 的角膜为小角膜，是一种先天性角膜发育异常。为常染色体显性或隐性遗传，可单眼也可双眼发生，小角膜多为小眼球的一部分表现（图 4-97、图 4-98）。常合并有虹膜脉络膜缺损，眼球震颤等，容易发生青光眼。

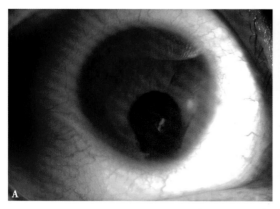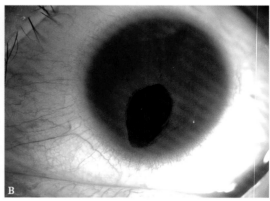

图 4-97　双眼先天性小角膜，伴小眼球、虹膜脉络膜部分缺损
A. 右眼；B. 左眼

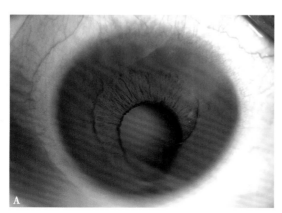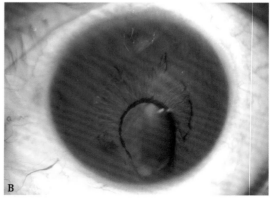

图 4-98　双眼先天性小角膜，梨形瞳孔，伴白内障
A. 右眼；B. 左眼

图解： 大角膜通常指角膜直径增大（横径≥13mm，纵径≥12mm），而眼压、眼底和视功能正常的角膜先天性畸形病变，该病变需与青光眼造成的"牛眼"相鉴别。小角膜通常是指角膜直径小于 10mm 的角膜，常合并有虹膜缺损、脉络膜缺损以及先天性白内障（见图 4-98）等。

第十节　角膜肿瘤

一、角膜皮样瘤

角膜皮样瘤，属于迷芽瘤，是一种类似肿瘤的先天性异常，不具有遗传倾向，为良性病变。角膜皮样瘤在出生后即可出现，表现为一圆形、灰粉色、扁平丘状隆起的肿物，表面可见毛发或无色素的毳毛（图4-99）。常发生于颞下方及颞侧角膜缘，角膜缘常为皮样瘤的中心，其中多一半病变在角膜上，另一小部分在巩膜表面。该病变应手术切除。

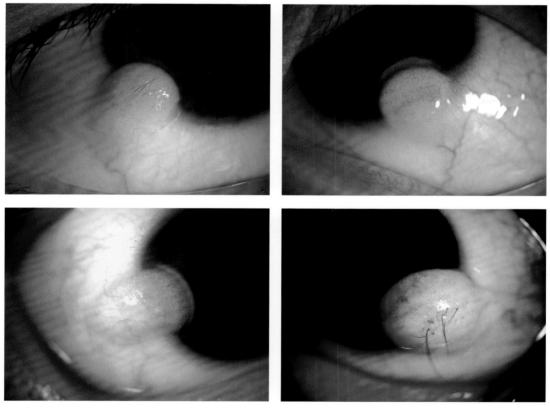

图4-99　角膜皮样瘤
位于颞下方角膜缘的圆形、扁平、灰粉色小丘状隆起的肿物，表面可见毛发或毳毛

图解：角膜皮样瘤在出生时即可出现，临床上多无症状，病变多累及颞下方角膜缘及颞下相邻周边部角膜，表现为灰粉色或粉黄色的实性扁平隆起病灶，表面一般较平滑，组织病理学检查病变内含有毛囊、皮脂腺、汗腺等。角膜皮样瘤无恶变倾向，对于造成角膜散光、眼表刺激的皮样瘤，或者有美容要求的患者可考虑手术切除。

二、角膜原位癌

角膜原位癌也称为角膜上皮内瘤变或Bowen病，是指未穿破角膜上皮基底膜的肿瘤。

该病真正原因不明,可能与光照、病毒感染或特异性免疫炎症等多因素有关。好发于角膜缘,特别是暴露于阳光的睑裂区角膜缘。角膜原位癌多继发于相邻区域角膜缘的结膜原位癌向角膜上皮内侵袭蔓延。临床表现为灰白色半透明轻隆起肿物,病灶区角膜上皮呈磨砂样外观及边缘呈伞缘状(日本海岸线状)浸润是本病特征性临床表现(图 4-100),角膜原位癌在有血管长入时可呈粉红色胶样扁平隆起,边界清楚,可局限性生长。

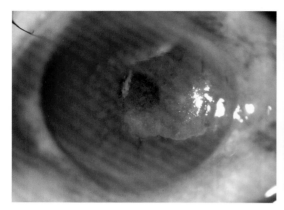
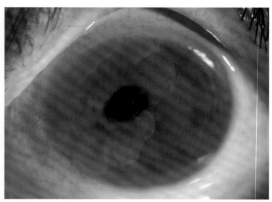

图 4-100　角膜原位癌

角膜上皮磨砂样外观的增生性病变,边缘呈伞缘状,裂隙灯显微镜检查病灶未突破角膜前弹力层

图解:角膜原位癌表现为角膜缘处或周边角膜表面上皮呈磨砂样、胶样增厚的扁平病变,周围结膜充血,病变位于前弹力层表面。治疗方法的选择取决于病变是首次诊断,还是复发性病变或手术未能彻底切除病变等。角膜原位癌可以采用手术切除治疗或行局部点用化疗药物治疗(丝裂霉素 C、5-氟尿嘧啶、干扰素 α-2β)。

三、角膜鳞状细胞癌

角膜鳞状细胞癌是一种发生于眼表的原发性恶性肿瘤,也可由角膜原位癌迁延而来,常发生在 50～70 岁患者的睑裂区角膜缘(图 4-101、图 4-102)。

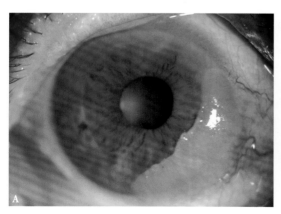
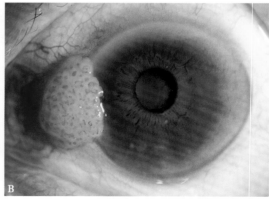

图 4-101　角膜鳞状细胞癌

A. 肿瘤位于鼻侧近角膜缘部位,灰白色、半透明,呈扁平状生长,病变边界清晰,周围结膜血管扩张充血;B. 位于鼻侧角膜缘的鳞状细胞癌,生长侵犯至鼻侧角膜组织内,呈乳头状或菜花状,灰粉红色,其内可见丰富的血管芯,周围球结膜血管扩张充血

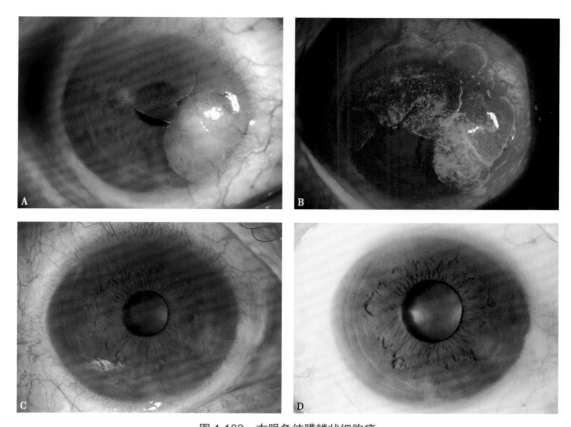

图 4-102　右眼角结膜鳞状细胞癌

A. 9-12-6 点位角膜鱼肉样增生，鼻下方病灶致密且隆起较高；B. 荧光素钠染色后肿物表面可见弥漫点线状、旋涡状着染；C. 给予浓度 1% 的 5- 氟尿嘧啶滴眼液治疗 3 个月后，角结膜肿物消退，仅鼻侧少量新生血管长入；D. 治疗 12 个月后，角结膜肿物完全消退，鼻侧小片状云翳

　　图解：角膜鳞状细胞癌是来源于角膜结膜缘的眼表肿瘤，其底部位于角巩膜缘，尖端指向结膜面，早期的形状类似于睑裂斑。随着病程进展，肿瘤表面出现疣状或菜花状改变。血管丰富，触之易出血，部分肿瘤表面还有色素沉着。与原位癌不同的是，角膜鳞状细胞癌生长较快，可以穿透角膜后弹力层累及全层角膜和巩膜，肿瘤生长的同时还伴随大量新生血管的长入。

第十一节　角 膜 外 伤

一、角膜挫裂伤

　　角膜挫裂伤是由机械性钝力所引起的角膜损伤（图 4-103）。根据角膜损伤的部位分为角膜上皮擦伤、角膜钝挫伤和角膜板层裂伤。角膜上皮擦伤可致角膜上皮缺损，角膜感觉神经末梢暴露，易受到外界环境刺激，出现明显的眼痛、畏光、流泪等症状；角膜上皮缺损容易发生感染，出现角膜溃疡，值得临床关注。另外，角膜钝挫伤受伤部位角膜水肿、混浊或后弹力层皱褶，多由于角膜急剧内陷，内皮层和后弹力层破裂所致。角膜挫裂伤常伴有眼内组织损伤，如前房积血、虹膜根部离断、晶状体脱位、玻璃体积血和脉络膜视网膜水肿等。

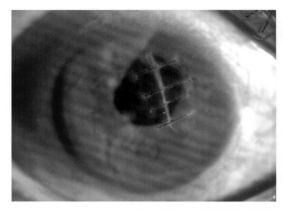
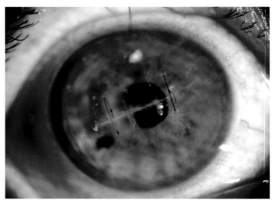

图 4-103　角膜挫裂伤缝合术后，伤口对合整齐，生长良好

图解：角膜挫裂伤要注意伤口的处理，包括局部清洁防止感染，另外手术缝合伤口要整齐，避免术后形成大的散光，要及时还纳脱出眼外的眼内组织，尤其是虹膜和玻璃体，伤口中不应有虹膜组织，最后检查伤口是否达到水密缝合（见图 4-103）。

二、角膜异物伤

角膜异物伤是临床上非常多见的角膜外伤，处理及时得当，可以使损伤减小到最低程度；若处理不当，可以继发感染，导致角膜穿孔、眼内炎等极为严重的并发症。角膜异物分为金属和非金属两大类（图 4-104～图 4-106）。

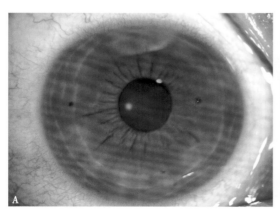
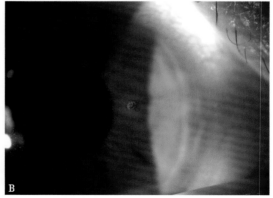

图 4-104　右眼鼻侧角膜铁质异物，可见异物周围病灶圆形浸润
A. 外眼整体观；B. 角膜异物

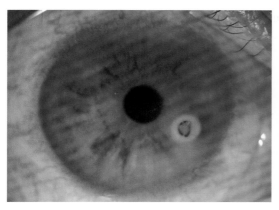 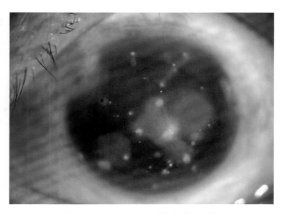

图 4-105 右眼鼻侧角膜铁质异物,可见异物周围角 膜圆形环状浸润

图 4-106 左眼角膜多发异物

图解:角膜异物伤多有异物进入眼内的病史,患者常自诉异物感、畏光、流泪等刺激症状。突出于角膜表面的异物,刺激症状会更加明显,主要与角膜表层富含感觉神经末梢,对疼痛极为敏感有关;角膜深层异物的患者自觉症状不明显,容易造成就诊不及时导致角膜感染。异物可以单发,也可以多发(如爆炸伤)(见图 4-106)。除机械性外伤,异物在角膜组织内还可产生化学反应,如铁质异物存留 24 小时,可在角膜内产生铁锈环。

三、角膜穿通伤

角膜穿通伤是指由锐器的刺入、切割造成角膜的裂开,可伴有眼内组织的损伤或脱出(图 4-107)。根据伤口的部位分为角膜穿通伤和角巩膜穿通伤。

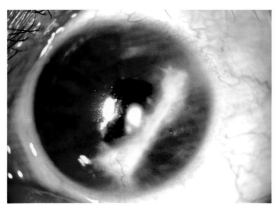 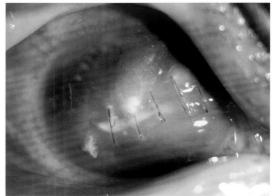

图 4-107 角膜穿通伤缝合术后,伤口大而不规则
愈合后遗留明显的瘢痕,常合并晶状体破裂、玻璃体脱出、视网膜损伤等

图解:角膜穿通伤较常见,单纯性角膜穿通伤,若伤口小且规则,无眼内容物脱出,常可自行闭合;较复杂的角膜穿通伤,伤口大,不规则,伴有虹膜脱出和嵌顿,可伴有晶状体的破裂和眼内组织的损伤,患者有明显的眼痛、流泪和视力下降等症状。

四、角膜化学伤

角膜化学伤是常见的眼外伤类型，尽管一些患者早期行急救治疗效果良好，但仍有不少患者因伤势过重而失明。化学致伤物的种类常见有酸性和碱性物质（图4-108），重度化学伤常因角膜混浊、溃疡穿孔、角膜新生血管、假性胬肉长入（图4-109）及睑球粘连致盲。文献报道表明，碱烧伤后期行板层角膜移植术治疗的角膜植片透明率低于50%，穿透性角膜移植术治疗的植片透明率低于15%。

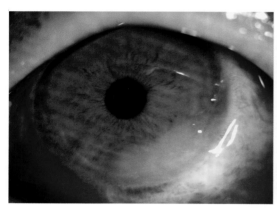

图4-108　左眼颞下方角膜酸烧伤，结膜充血明显，下方角膜灰白色水肿、浸润、混浊，对应处结膜瓷白色、缺血水肿

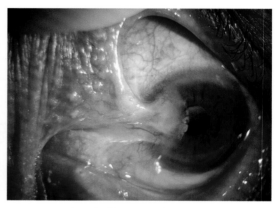

图4-109　左眼角膜烧伤后，鼻侧假性翼状胬肉形成，仅有胬肉头部与角膜相连

图解：角膜化学伤对眼表组织破坏性较大，尤其对角膜缘组织结构，通常是角膜缘干细胞缺乏的重要危险因素。对于化学伤后角膜上皮长时间不愈合，要警惕角膜缘干细胞缺乏的可能，特征性的角膜荧光素钠着染（点线状、旋涡状）以及活体共聚焦显微镜检查角膜上皮层基底细胞密度减低是诊断的重要依据。

第十二节　全身疾病相关性角膜病变

一、胱氨酸贮积症

胱氨酸贮积症是一种很罕见的常染色体隐性遗传疾病，表现为组织内非蛋白胱氨酸结晶物的广泛沉积，导致小儿肾衰竭及一系列其他系统的严重问题。可分为眼型、肾病型和中间型（图4-110）。

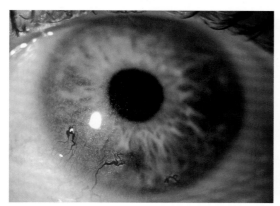
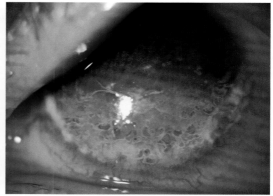
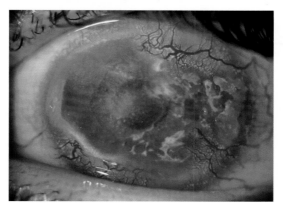

图4-110 胱氨酸贮积症角膜病变

患者角膜和结膜组织可见胱氨酸结晶物沉积，角膜周边可见新生血管生长

图解：胱氨酸贮积症角膜病变的特征为胱氨酸结晶物在角膜和结膜内进行性沉积，表现为畏光、上皮糜烂和视力损害。严重患者角膜缘干细胞缺乏、角膜大量新生血管生长。

二、糖尿病性角膜病变

糖尿病性眼表病变患者常以自觉症状而于眼科门诊就诊，干眼为最常见症状，表现为干涩感、异物感、烧灼感、畏光、眼红、眼痒及易疲劳等；因神经病变进展缓慢，角膜敏感性降低以及角膜神经支配减弱，患者常无自觉眼表症状，因此，角膜神经病变患者通常多在角膜病变的晚期以角膜并发症而就诊于眼科门诊，表现为干眼、点状角膜炎、角膜上皮缺损、角膜上皮再生迟缓和复发性角膜糜烂等，角膜水肿时，会有明显的眼痛、畏光、流泪、眼睑痉挛等角膜刺激症状；部分患者因睑缘炎、结膜炎及球结膜下出血而就诊（图4-111、图4-112）。

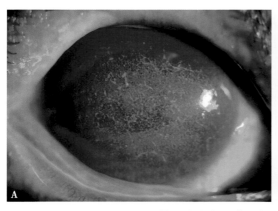
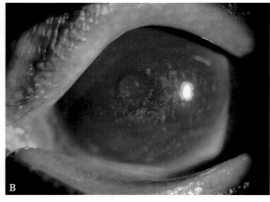

图 4-111　糖尿病患者泪膜异常，角膜上皮糜烂，角膜上皮弥漫点染
A. 右眼；B. 左眼

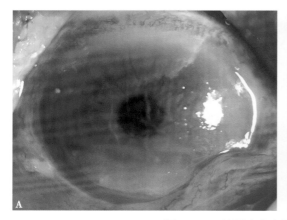
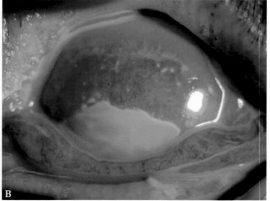

图 4-112　糖尿病患者的神经营养性角膜病变

A. 弥散光显示糖尿病患者下方角膜溃疡，角膜基质水肿，后弹力层皱褶，溃疡边界清晰、底部清洁；B. 角膜荧光素钠染色钴蓝光照相显示角膜下方溃疡表浅，边界清晰

　　图解： 糖尿病角膜上皮病变包括上皮再生迟缓、浅层点状角膜炎、反复的上皮糜烂、无菌性溃疡、上皮通透性增加等。糖尿病可引起角膜上皮层基底细胞与基底膜的改变，可见基底膜增厚，基底膜脆性增加、成分改变，导致角膜上皮病变与黏附障碍，角膜上皮易脱落，眼前节相干光断层扫描检查提示角膜上皮层缺失，角膜荧光素钠染色阳性（见图 4-111）；角膜上皮细胞内出现糖原颗粒积聚、细胞间隙变大、细胞变性、基底膜增厚、局部不连续，基底膜屏障作用被破坏，可使角膜上皮受损、细胞修复减缓、再生能力受损，明显影响角膜的抗感染能力，形成角膜炎；角膜神经的减少导致角膜上皮细胞营养支持减少，角膜上皮细胞加速损失与减少，最终导致角膜上皮脱落、角膜上皮水肿、角膜溃疡等，称之为神经营养性角膜病变。

三、梅毒性角膜基质炎

　　梅毒性角膜基质炎是由梅毒螺旋体引起的角膜基质层的炎症，不侵犯角膜上皮层和内皮层，发病年龄为 5～25 岁，临床表现为突然出现双眼疼痛和视力急剧下降。角膜缘处结膜炎,其深层血管侵入角膜基质层,形成特征性的橙红色斑块;基质层细胞浸润使角膜呈云雾状改变(图4-113)。愈合阶段的特点是出现幻影血管、羽毛状深基质瘢痕。

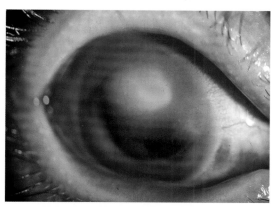

图4-113　右眼梅毒性角膜基质炎
角膜基质浸润,角膜混浊呈云雾状,上方新生血管生长

　　图解: 梅毒性角膜基质炎最常表现为角膜基质的局限性浸润性炎症,在疾病的早期和晚期均可看到钱币样浸润灶,并可以发生融合;纺锤形浸润以及环形浸润都是梅毒性角膜基质炎的典型表现。此外,还应关注角膜基质血管长入、后弹力层异常以及虹膜炎常与角膜基质炎同时发生。

四、甲状腺相关眼病

　　甲状腺功能异常患者常就诊于眼科,可单眼或双眼上睑退缩、下落迟缓,眼球突出,眼睑闭合不全,严重者可出现暴露性角膜炎,角膜刺激症状严重,角膜发生水肿、浸润、溃疡甚至穿孔(图4-114)。B型超声波检查,除眼部软组织因淋巴细胞浸润而出现组织肿胀外,可探及一条或多条眼外肌肌腹部肥厚,呈梭形外观。

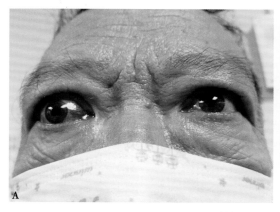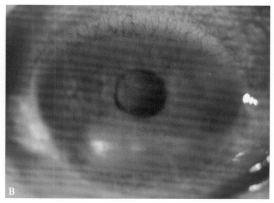

图4-114　甲亢性突眼
A.患者眼部外观;B.右眼暴露性角膜炎,球结膜充血明显,中央偏下方角膜条形水肿浸润混浊,上皮缺损,周边新生血管生长

　　图解：甲状腺相关眼病（Graves 病）临床表现复杂，常表现为眼球突出（见图 4-114A）、眼睑退缩、上睑下落迟缓、眼睑闭合不全，角膜暴露，患者有异物感、畏光、流泪、视力下降。检查时可以发现结膜充血，角膜上皮出现点状角膜病变（见图 4-114B）。若角膜暴露治疗不充分将进一步造成角膜溃疡和视力受损，因此，保护眼表、防止角膜溃疡的发生是治疗甲状腺相关眼病的一个重要环节。

第五章 巩膜疾病

第一节 巩膜先天异常

一、蓝色巩膜

蓝色巩膜比较罕见，多与全身其他器官发育异常相伴发，如蓝巩膜-脆骨综合征（图5-1）、习惯性关节脱位和耳聋等，也可单独出现。蓝色巩膜的发病机制多由巩膜发育停顿在胚胎阶段所致，其巩膜纤维减少，纤维间黏多糖物质增多，致使巩膜变薄、透明度增加，透出其下深层脉络膜的颜色，表现为均匀的蓝色。

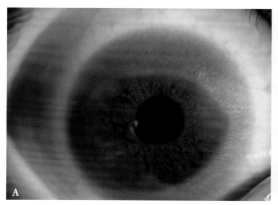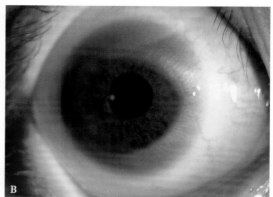

图5-1 蓝巩膜-脆骨综合征患者双眼蓝色巩膜
A. 右眼；B. 左眼

图解：蓝巩膜-脆骨综合征除全身骨骼表现出的关节脱位、牙齿畸形、胸廓异常、韧带松弛外，眼部可表现为蓝色巩膜（见图5-1），并可伴发大角膜、小角膜、圆锥角膜、眼球震颤、青光眼、白内障、脉络膜硬化等。该病目前尚无特效治疗。

二、巩膜黑变病

巩膜黑变病是在巩膜前部距离角巩膜缘约3～4mm处，有散在片状分布、色泽呈青石板样的色素沉着斑，病变形状不规则，边界清晰，多见于前睫状血管穿行处。巩膜黑变病是因蓝黑色色素沉着于浅层巩膜或巩膜实质层内（图5-2），很少累及表面的结膜组织。巩膜黑变病的同侧眼虹膜颜色也较深，可呈现深褐色，眼底也可见色素增多，若同时伴有同侧眼睑及面部皮肤色素沉着，称为太田痣。该病以单眼发病多见，少数为双眼发病。

视力一般不受影响,部分可有遗传倾向。巩膜黑变病没有特殊的治疗,应注意观察眼压及眼底的改变,如果发现眼压增高,则可按色素性青光眼的治疗原则给予相应的治疗。

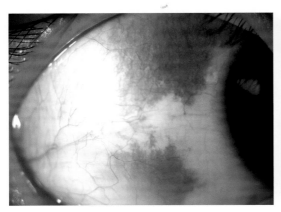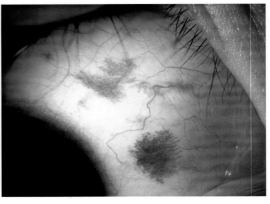

图 5-2　右眼巩膜黑变病
蓝灰色着色斑块散在分布于巩膜前部,境界鲜明,无隆起

图解:临床上需与结膜色素痣相鉴别,色素痣一般为单发病变,可发生在结膜任一部位,色泽为淡棕色或淡棕褐色,可位于结膜平面,亦可轻微隆起,并可随结膜推动,而巩膜黑变病的病变位于巩膜组织内,不能移动,巩膜黑变病常伴有同侧眼内及眼睑、颞面部皮肤的色素沉着,例如同侧虹膜色素异常、眼底色素沉着、小梁网色素沉着等。也有文献报道巩膜黑变病患者少数可并发葡萄膜黑色素瘤。

第二节　巩膜炎症

巩膜炎多属于免疫性炎性反应,是巩膜成纤维细胞对外界某种抗原产生反应,形成免疫复合物,造成巩膜组织充血水肿。其病理表现为血管通透性增加、肥大细胞脱颗粒、白细胞趋化和细胞溶解等。巩膜炎症按照病变部位分为前部、后部以及全巩膜炎三大类;按病变性质又可分为单纯性、弥漫性、结节性和坏死穿孔性四大类(图 5-3～图 5-6)。

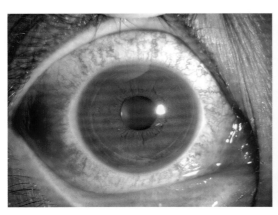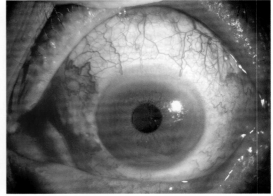

图 5-3　弥漫性前部巩膜炎
可见特征性的球结膜及浅层巩膜暗紫红色充血

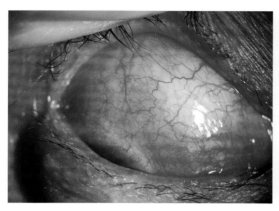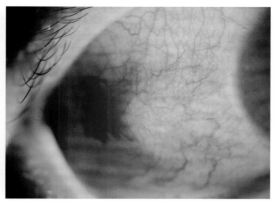

图 5-4 结节性前部巩膜炎

可见结膜及巩膜呈暗红色充血，肿胀的巩膜呈结节状隆起

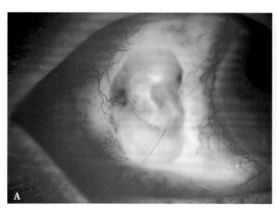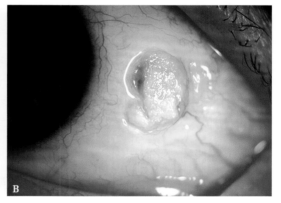

图 5-5 坏死性巩膜炎

A. 右眼急性期，充血明显，巩膜组织坏死，可透见其下蓝色葡萄膜融解；B. 左眼巩膜炎症消退，但巩膜组织仍有融解坏死，部分区域遗留有穿孔

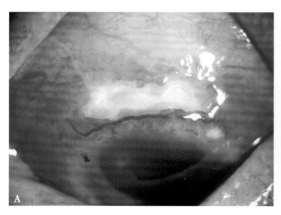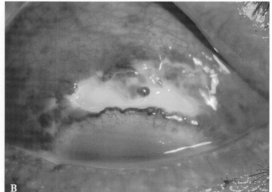

图 5-6 Wegener 肉芽肿

左眼角膜缘上方可见一约 3mm×8mm 巩膜溃疡，溃疡深达色素膜组织，边缘不规则，周边可见粗大的血管，上方角膜点状浸润，角膜轻度水肿、KP（+）

A. 弥散光；B. 钴蓝光

图解： 巩膜炎是巩膜本身的炎症，起病较急，病情严重，预后不良，常与全身血管性自身免疫病、胶原和代谢性疾病关系密切。其中弥漫性前部巩膜炎（见图 5-3）对激素反应良好，相对于结节性前部巩膜炎（见图 5-4）和 Wegener 肉芽肿，属于最良性的一种。坏死性前巩膜炎（见图 5-5、图 5-6）属于最具破坏力的一种巩膜炎，它是全身严重血管性疾病的前兆或一种表现，也可能是弥漫性前部巩膜炎和结节性前部巩膜炎发展的结局，此类情况通常在合并全身性疾病发展或加剧时出现。由于巩膜炎常与自身免疫性疾病有关，在诊断时除关注眼部体征外，还需进行全身实验室检查。

第六章　虹膜与瞳孔异常

第一节　虹 膜 异 常

一、虹膜缺损

虹膜缺损包括部分性虹膜缺损和完全性虹膜缺损，后者即为先天性无虹膜；部分性虹膜缺损原因包括先天性和外伤等，典型的虹膜缺损是因染色体异常导致的位于下方的虹膜组织缺损，形成尖端向下的梨形瞳孔，边缘为色素上皮覆盖，常伴有其他眼部先天性畸形和异常，例如脉络膜缺损、小角膜等（图 6-1～图 6-3）。

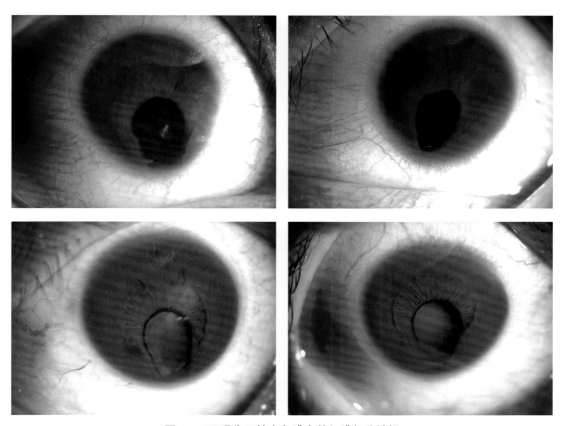

图 6-1　双眼先天性小角膜合并虹膜部分缺损

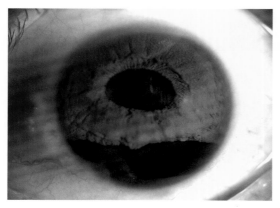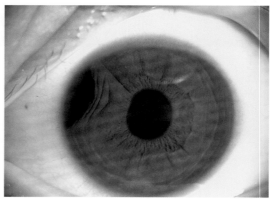

图 6-2 眼球钝挫伤所致虹膜根部离断

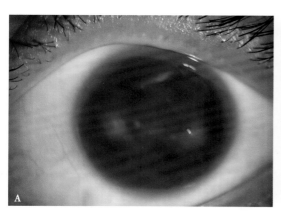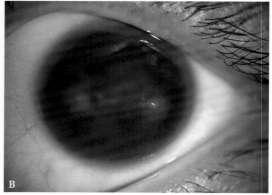

图 6-3 双眼先天性无虹膜
表现为虹膜缺如、小角膜、角膜混浊、白内障、青光眼、眼球震颤等
A. 右眼；B. 左眼

图解：先天性虹膜缺损多为双眼发病，尽管严重程度不一致，虹膜缺损常合并先天性脉络膜缺损或眼前节发育异常，部分患者合并角膜缘干细胞缺乏，导致角膜上皮持续不愈合，严重影响视力。

二、虹膜色素紊乱

虹膜色素紊乱包括虹膜色素脱失和虹膜异色症。前者与疾病和手术、外伤有关，而虹膜异色多与先天性或遗传性眼病有关（图 6-4～图 6-6）。

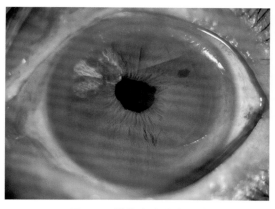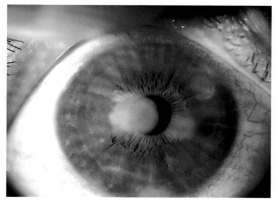

图 6-4 带状疱疹病毒感染引起的慢性虹膜炎，导致大片虹膜萎缩伴脱色素改变

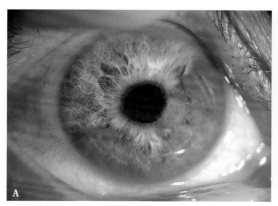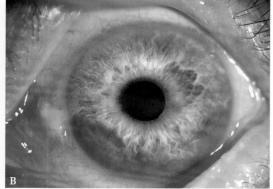

图 6-5 Waardenburg 综合征患者，双眼部分虹膜色素脱失呈灰蓝色改变
A. 右眼；B. 左眼

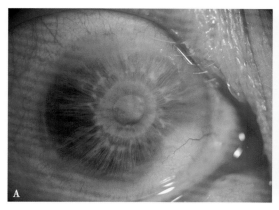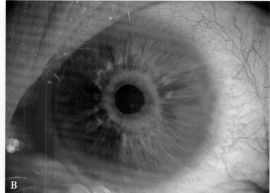

图 6-6 白化病患者双眼虹膜色素脱失
A. 右眼；B. 左眼

　　图解：先天性虹膜异色包括虹膜色素缺失或色素减少，如 Waardenburg 综合征、Horner 综合征及白化病；虹膜色泽过深的疾病包括眼部黑色素细胞增多症。全面详细询问病史及详细眼部检查有助于诊断，根据眼部情况必要时可行眼科 B 超、CT 或 X 线检查。大多数虹膜异色症不需要治疗，对于葡萄膜炎和肿瘤须予以治疗。

三、虹膜表面结节

　　虹膜表面小结节是葡萄膜炎的重要体征，主要包括 Koeppe 结节（图 6-7）和 Busacca 结节（图 6-8、图 6-9），该二者是葡萄膜炎活动期的表现。Koeppe 结节分布于瞳孔缘，该处容易出现虹膜瞳孔缘后粘连，可见于肉芽肿性及非肉芽肿性葡萄膜炎；Busacca 结节位于瞳孔缘以外的虹膜基质中，主要位于虹膜卷缩轮附近，多见于肉芽肿性炎症如 Vogt- 小柳原田综合征、肉样瘤病、交感性眼炎等。

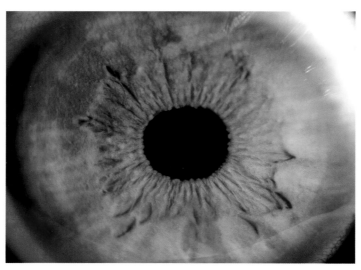

图 6-7　反复发作的前部葡萄膜炎患者瞳孔缘的 Koeppe 结节
由炎性细胞或与上皮样细胞集合形成

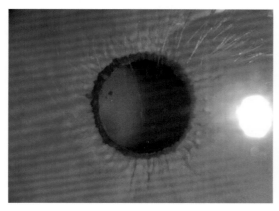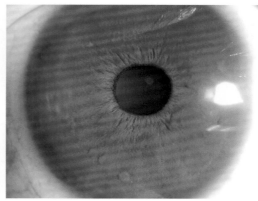

图 6-8　慢性葡萄膜炎患者虹膜前表面出现的 Busacca 结节（由炎性细胞及上皮样细胞组成）

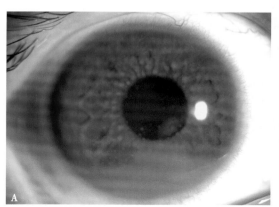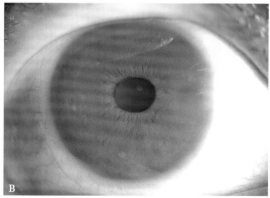

图 6-9　Blau 综合征患者双眼虹膜前表面出现的 Busacca 结节

A. 右眼；B. 左眼

图解：Koeppe 结节位于瞳孔缘，可能与虹膜后粘连有关，可出现于肉芽肿性和非肉芽肿性前葡萄膜炎。Busacca 结节累及虹膜基质，是肉芽肿性葡萄膜炎的体征。Koeppe 结节多见于结核性葡萄膜炎、肉芽肿性葡萄膜炎、Fuchs 综合征、结节病等；虹膜 Busacca 结节常见于肉芽肿性葡萄膜炎、结节病、Blau 综合征等。

四、虹膜新生血管

虹膜新生血管因眼内局部缺血导致虹膜及前房角新生血管形成。常见于增殖期糖尿病性视网膜病变、视网膜中央静脉阻塞等疾病（图 6-10）。

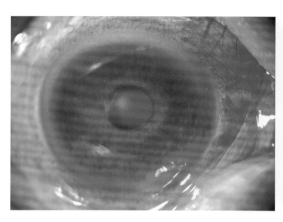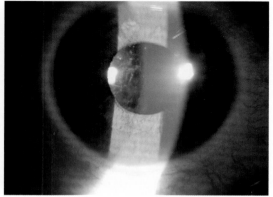

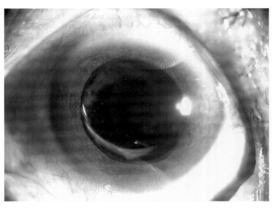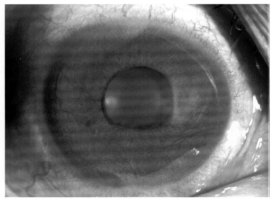

图 6-10 虹膜新生血管

多见于瞳孔边缘虹膜卷缩轮内或虹膜表面、虹膜周边近房角处，可引起新生血管性青光眼或视力损害

图解：虹膜新生血管或虹膜红变多不影响视力，虹膜和房角处可见异常增生的新生血管，新生血管多见于瞳孔边缘虹膜卷缩轮内、虹膜周边部、房角处或青光眼虹膜根切孔周围。如果虹膜新生血管伴发新生血管性青光眼，患者眼压可升高，出现 C/D 明显扩大，视网膜神经纤维层缺损以及视野缺损。该病预后不良，治疗需要寻找原发病，积极治疗原发病，并采取相应的治疗以合理控制并发症发生。

五、虹膜肿物

（一）虹膜囊肿

虹膜囊肿可以是原发的（起源于虹膜基质或虹膜后色素上皮），也可继发于眼球穿通伤或内眼手术后，后者多由结膜或角膜上皮通过伤口进入前房，种植于虹膜前表面并不断增生所致。虹膜囊肿的病因包括先天性、外伤植入性、炎症渗出性和寄生虫性等，其中以外伤植入性最为常见（图 6-11）。

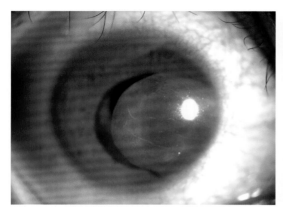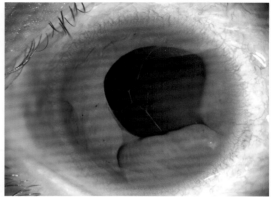

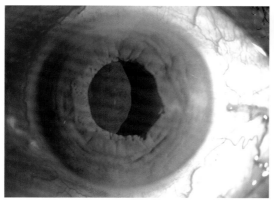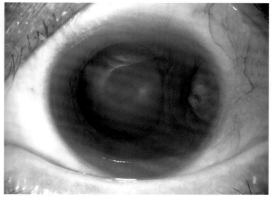

图6-11 虹膜囊肿

在虹膜周边部、虹膜前表面、虹膜后均可发生，位于虹膜表面的囊肿多为半透明圆形，外观表面光滑，其内含有透明液体；虹膜后色素上皮囊肿表现为棕褐色外观，类圆形，表面光滑

图解：使用裂隙灯仔细观察虹膜囊肿多能及时发现、早期诊断。对于影响视力和继发青光眼的病例可以考虑手术摘除并送病理检查。

（二）虹膜黑色素瘤

虹膜黑色素瘤位于虹膜基质内，色泽可为深棕褐色或黑褐色，常突出于虹膜表面，通常累及下方虹膜（图6-12）。位于虹膜周边部的肿物，常会累及房角组织，尤其要考虑累及睫状体的可能。

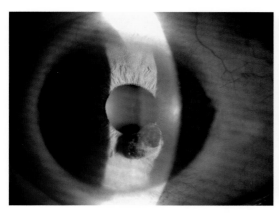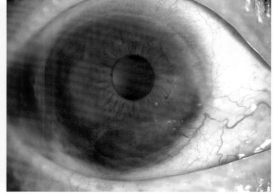

图6-12 虹膜黑色素瘤
虹膜表面可见黑色、深棕褐色肿物，边界尚清，可见表面新生血管长入

图解：虹膜黑色素瘤需要与虹膜色素痣进行鉴别，其中色素痣较小，直径多在3mm以下，厚度在1mm以下，呈扁平状生长，而恶性黑色素瘤病灶较大而隆起，葡萄膜外翻，或伴有晶状体混浊、继发青光眼、虹膜新生血管、眼前段色素播散等。虹膜荧光血管造影是一种有效的鉴别方法：色素痣在早期可见细丝状血管充盈，恶性黑色素瘤表现为不规则血管充盈。此外，UBM检查对随诊和鉴别虹膜黑色素瘤具有重要意义。

六、虹膜炎症

虹膜炎是葡萄膜炎中最常见的一种类型，占我国葡萄膜炎总数的 50% 左右。急性虹膜炎患者常见的体征包括球结膜睫状充血、角膜后沉积物（KP）、房水闪辉阳性及虹膜、瞳孔、晶状体的改变（图 6-13）。部分患者可表现为前房浮游细胞或出现纤维素性渗出、前房积脓（图 6-14）。

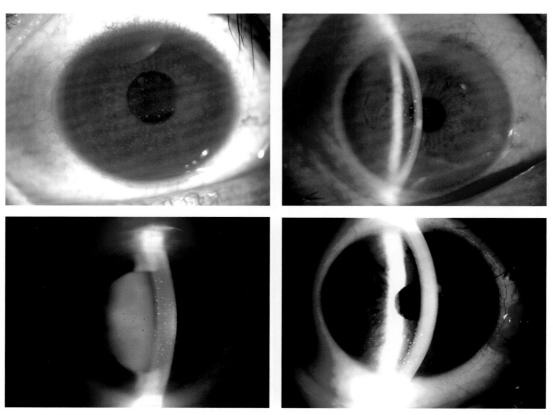

图 6-13　虹膜炎
角膜后弥漫性灰白色 KP 或散在分布色素性 KP

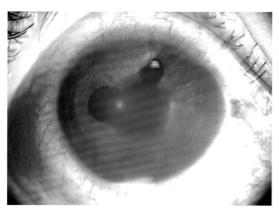
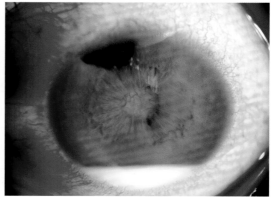

图 6-14　虹膜炎
严重时，可出现前房积脓，虹膜后粘连，瞳孔变形

图解：虹膜炎表现为急性起病、眼红、眼痛、畏光、流泪、视物模糊。视力下降与疾病的严重程度有关。临床体征包括：球结膜睫状充血、角膜后 KP、前房闪辉、前房浮游细胞、纤维素性渗出或积脓、瞳孔缩小、虹膜后粘连、虹膜小结节、眼内压偏低、眼底改变等。慢性期及反复发作后虹膜表面可出现新生血管、虹膜异色改变。

七、虹膜粘连

虹膜炎发病过程中，由于炎症细胞、渗出的蛋白物质、成纤维细胞等形成机化膜可引起虹膜与晶状体前表面粘连，称为虹膜后粘连，多表现为瞳孔变形（图 6-15）；虹膜周边部向前与角膜内皮相贴粘连，形成虹膜周边前粘连，影响房角组织的功能和房水的流出。慢性炎症通常比急性炎症更容易引起粘连。严重的或范围较广的虹膜后粘连或虹膜周边前粘连均会引起继发性青光眼或并发性白内障，进而导致视力下降。

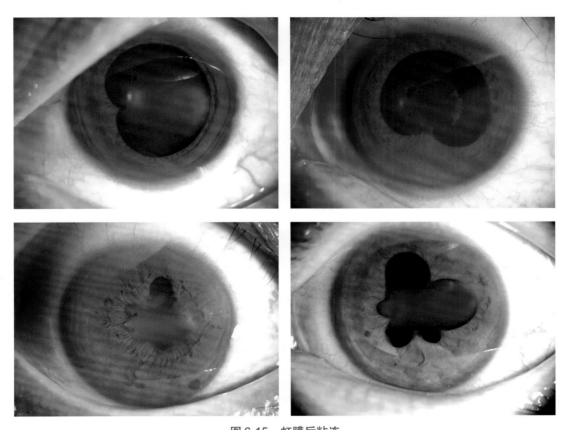

图 6-15　虹膜后粘连

严重虹膜炎或早期虹膜炎未能及时散瞳和控制炎症，出现虹膜与晶状体前表面粘连，出现梅花状瞳孔

图解：虹膜后粘连是由于虹膜炎的炎性渗出物形成薄层机化膜附着于瞳孔缘与晶状体前囊膜之间，导致虹膜与晶状体粘连，容易出现并发性白内障和继发性青光眼。因此，对于虹膜炎患者需要及时散瞳和抗炎治疗，防止虹膜后粘连的发生。

第二节　瞳孔异常

一、瞳孔闭锁

对于虹膜粘连严重的患者，如果炎症继续进展，出现360°环状瞳孔后粘连，称为瞳孔闭锁（图6-16）。此时瞳孔无法散大，眼压会继发性升高，可出现并发性白内障，因此，虹膜炎一旦出现瞳孔闭锁，严重的并发症可能会导致患者丧失视力。

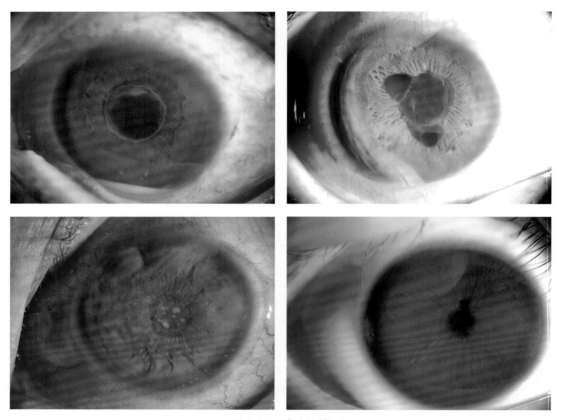

图6-16　瞳孔闭锁

严重虹膜炎患者出现360°环状虹膜后粘连，瞳孔闭锁，眼压升高，并发性白内障发生；瞳孔膜闭（瞳孔闭锁的一种形式）为在瞳孔区形成的薄层机化膜与晶状体表面粘连，瞳孔发生闭锁

图解：瞳孔闭锁是虹膜炎的重要并发症，一旦出现瞳孔闭锁，眼压升高通常不可避免，因此，虹膜炎要及时散瞳、抗炎治疗，避免发生虹膜后粘连，乃至瞳孔闭锁。

二、瞳孔残膜

瞳孔残膜又称永存瞳孔膜，是胚胎时期晶状体表面的血管膜未能充分吸收而遗留的残迹（图6-17），是较为常见的眼部先天性异常。瞳孔残膜的形状有丝网状和膜状两种。

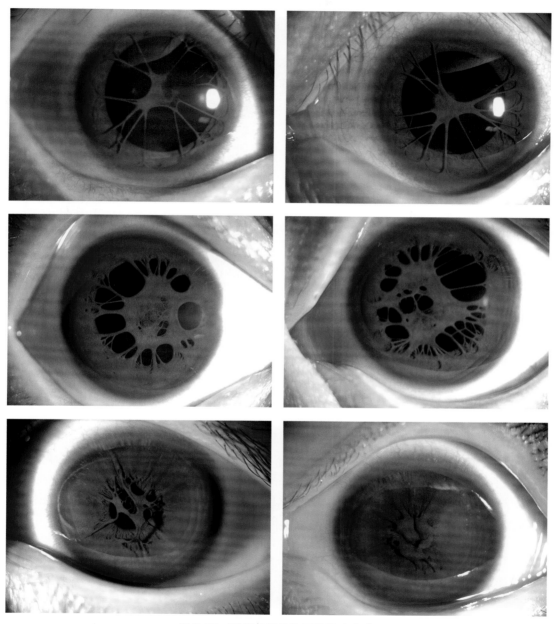

图 6-17 形状各异的先天性瞳孔残膜

图解：瞳孔残膜通常不影响视力和瞳孔活动，一般不需要治疗。但对于比较厚并完全遮蔽瞳孔的瞳孔残膜，因其严重影响视力，可行手术或激光治疗。

第三节　前房异常

一、前房闪辉

前房闪辉是由于血－房水屏障功能破坏，蛋白进入房水所致，裂隙灯检查采用侧照法时表现为一白色的光束（图6-18），前房闪辉并不一定代表眼内有活动性炎症。

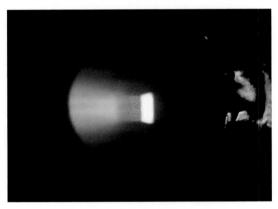

图6-18　前葡萄膜炎
裂隙灯显微镜检查显示房水闪辉阳性

图解：前房闪辉是利用物理学中丁达尔现象观察房水中蛋白渗出物，利用点光源照明法，当光线的波长小于被照射物体时，例如前房内的红细胞、白细胞或纤维素样渗出物等，光线多被反射，因此形成光束中的尘状反光点，检查时记为前房浮游细胞阳性。当光线的波长大于被照射物体时，例如前房内的蛋白成分，光线多被散射，形成淡灰色至乳白色的光束，检查时记为房水闪辉阳性（见图6-18）。

二、前房积脓

角膜溃疡（感染性、免疫性、神经营养性等）或严重的虹膜睫状体炎均可激发虹膜的炎症反应，在角膜后出现灰白色或黄灰色沉着物漂浮于前房，大量炎性细胞与蛋白渗出物聚集，形成前房积脓，积聚于前房下方，可为感染性（图6-19A），也可为炎症反应性（图6-19B）。

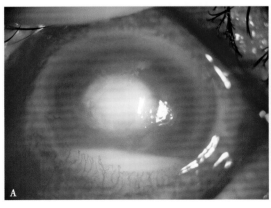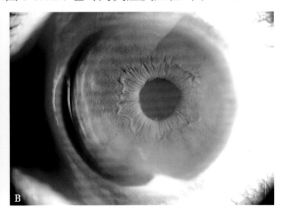

图6-19　前房积脓
A. 感染性角膜溃疡；B. 虹膜炎

　　图解：前房积脓是眼内炎症的一个重要体征，可出现在炎症的不同时期，脓液有时稀薄、有时稠厚，一旦出现前房积脓，要在监控眼压的前提下，迅速散瞳并及时采取抗炎治疗。

三、假性前房积脓

　　眼内肿瘤所导致的前房下方出现沉积物称为假性前房积脓，由于其临床表现酷似眼内炎，又被称为伪装综合征。引起假性前房积脓的肿瘤包括视网膜母细胞瘤、白血病、淋巴瘤和转移性眼内肿瘤等（图6-20）。

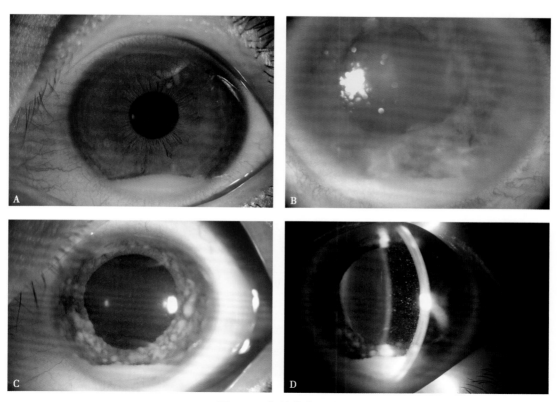

图 6-20　假性前房积脓
A. 视网膜母细胞瘤；B. 虹膜肿瘤；C. 乳腺癌转移性眼内肿瘤；D. 前房内漂浮的肿瘤细胞

　　图解：临床上真性前房积脓和假性前房积脓的鉴别十分重要。其中假性前房积脓呈白色雪花样，松软、不黏稠，液平面可以随体位改变而变化，有时还可见较大的肿瘤细胞团；假性前房积脓常见于患有视网膜母细胞瘤的儿童及白血病、转移癌的中老年人，散瞳行眼底检查或行 B 超、MRI/CT 等影像学检查可获得阳性结果，对于怀疑有白血病或转移癌的患者，需行血液学检查及全身检查。而真性前房积脓多见于青壮年炎症性疾病，急性病程，脓液黏稠，眼底或全身检查多无明显异常。

四、前房积血

　　前房积血系因虹膜血管渗透性增加或血管破裂出血，血液聚积于前房所致（图6-21）。

少量的前房积血很快被吸收,对视功能并不造成严重影响;但大量的前房积血,其并发症的出现以及所伴随的病变可严重影响视功能。

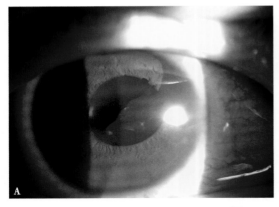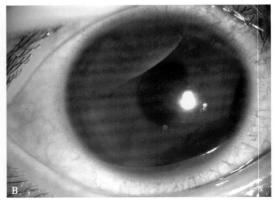

图 6-21 前房积血

A. 患者眼球钝挫伤后出现前房积血;B. 部分患者合并虹膜根部断裂或视网膜损伤

图解:除眼外伤外,罕见的可导致自发性前房积血的疾病还包括眼内肿瘤、新生血管性青光眼、眼球胆固醇沉着病及镰状细胞病等。应嘱前房积血患者半卧位、少活动,积血大多可自行吸收,对于长期不能吸收者,可行前房穿刺冲洗术。

五、前房气泡

前房气泡是指在前房中人为或自发产生的气泡,常见的原因是为了伤口水密(图 6-22),也有部分患者出现前房气泡是由于外伤或手术,如:应用飞秒激光制作角膜瓣发生前房气泡,白内障超声乳化过程中出现气泡等。

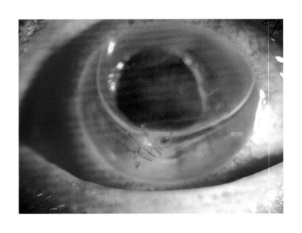

图 6-22 前房气泡

角膜裂伤全层缝合术后,为防止伤口漏水及虹膜与角膜粘连,通常在手术结束前向前房内注入消毒空气,此图示前房中的气泡

图解:前房气泡多出现在内眼手术后,为保证伤口水密缝合,通常使用消毒空气注入前房,以防止虹膜与角膜粘连,防止角膜伤口漏水。气泡一般在 3~5 天自行吸收,在此期间应注意眼压变化。

六、双前房

双前房是指手术或者外伤后，角膜层间出现空腔间隙，角膜水肿，严重影响患者视力的康复。通常由于外伤或手术后角膜上皮植入以及板层角膜移植术后贴合不紧密、层间存留液体等原因造成（图6-23、图6-24）。

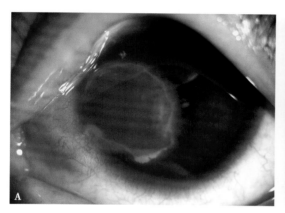
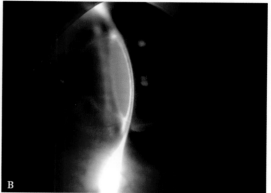

图 6-23　左眼球钝挫伤后双前房
鼻侧角膜缘板层裂伤，上皮植入，在角膜板层间出现液性空腔，形成双前房
A. 弥散光；B. 裂隙光

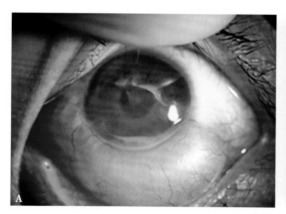
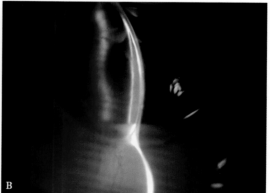

图 6-24　左眼巩膜裂伤后伤口自行闭合，随着眼压波动形成巩膜层间囊肿，在液体压力作用下，在角膜层间形成具有前后双壁的液性空腔

A. 弥散光；B. 裂隙光

图解：巩膜、角膜缘板层裂伤，玻璃体和上皮细胞移行进入角膜层间，在角膜层间形成具有前后双壁的液性空腔，同时浅层巩膜出现巩膜层间囊肿，对于角膜巩膜层间囊肿可以施行角膜板层囊肿刮除联合带角膜缘板层巩膜移植术，效果良好、复发率低。

七、前房型人工晶状体

一般大多数白内障手术时，植入的人工晶状体应放置于患者晶状体囊袋内，也就是后房的位置，可使人工晶状体的位置居中，减少与周围组织的摩擦，因此，炎症反应轻微。但是，在某些特殊情况下，需要把人工晶状体放置于其他位置，例如，对高度数屈光不正进行校正时，可以在有晶状体眼的虹膜前方植入人工晶状体，保留患者原有的晶状体，或者对于手术中出现晶状体囊袋破裂的患者可植入前房型人工晶状体（图6-25）。

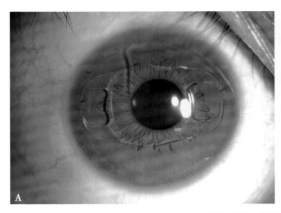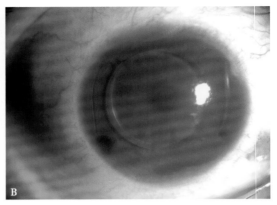

图6-25　前房型人工晶状体
A. 前房型人工晶状体；B. 角膜水肿，推测与前房型人工晶状体对角膜内皮的损伤有关

图解： 植入前房型人工晶状体是否导致角膜内皮细胞损伤进而出现角膜内皮失代偿，要依据人工晶状体的位置、稳定度以及对房水循环的干扰情况。从视觉矫正效果及长期对内皮细胞影响的角度，后房型人工晶状体的安全性和有效性明显优于前房型。

八、前房肿瘤

前房内的肿瘤临床较少见，多来源于虹膜、睫状体或全身其他部位的转移癌（图6-26）。因此，在前房内发现实性肿物，一定要认真检查并寻找肿物的来源，仔细观察肿物性状，如肿物的所在部位、形态、颜色、质地、表面是否有新生血管以及与周围组织的关系等。

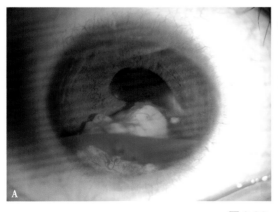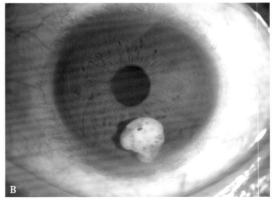

图6-26　前房肿瘤
A. 来源于睫状体的无色素性肿物突破虹膜根部长入前房，累及虹膜组织，伴有前房出血；B. 睫状体来源的无色素肿物长入前房

图解：前房肿瘤多见于转移癌或胚胎型肿瘤，如睫状体髓上皮瘤，无色素上皮腺癌等。其最终诊断需按照病理检查结果来确定。这类患者可能需行眼球摘除术。

九、前房硅油

临床上硅油进入前房并不少见，常见的原因是无晶状体眼进行硅油填充所致（图6-27）。根据进入前房的硅油多少可以初步判断硅油对角膜内皮细胞的损伤程度。进入前房的硅油很难一次性全部取出，需根据患者视网膜的复位情况及角膜内皮功能综合考虑是否手术取出。

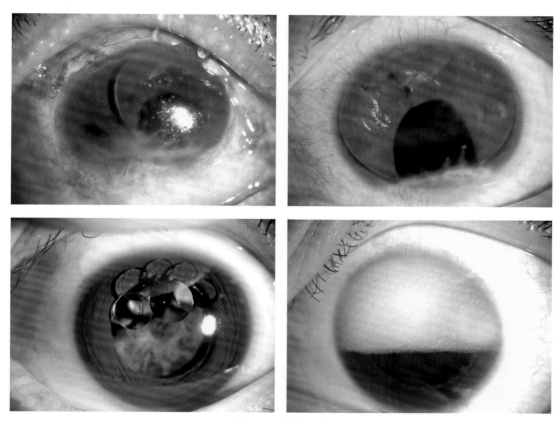

图 6-27　前房硅油

晶状体、玻璃体切除联合硅油填充术后，硅油进入前房，以小液滴形式存在，也可充满整个前房，硅油乳化后呈灰白色黏附沉积于角膜、房角和前房内

图解：硅油进入前房多以小液滴形态存留于前房上方，若存留时间较长，可出现硅油灰白色乳化，黏附沉积于角膜内皮层、房角、虹膜表面，极易继发高眼压、角膜内皮失代偿。

十、前房异物

穿通性眼外伤可使异物进入眼内，对眼内组织产生进一步的损伤或者其他毒性反应（图6-28）。石块、土壤和植物容易引起眼内感染，其次为玻璃、塑料、黄金和银等惰性物质，而铜和铁可分解出现铁质沉着和铜质沉着。因此对于前房异物原则上在抗感染的基础上应尽量取出。

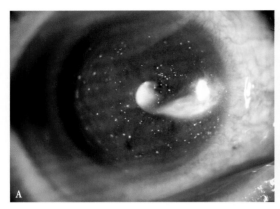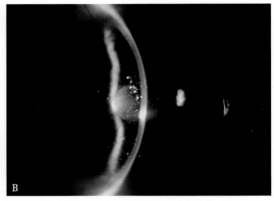

图 6-28　前房异物
右眼外伤后前房大量细颗粒状反光性异物,在裂隙灯光照下呈彩色反光
A. 弥散光;B. 钴蓝光

　　图解:角膜穿通伤后前房若出现反光性异物,散在分布,则高度怀疑前房有玻璃体脱出或残留,异物易附着其上,此时患者可出现并发性白内障,结膜慢性炎症充血,治疗上可进一步行异物冲洗和晶状体摘除术。

第七章　晶状体疾病

晶状体的病变主要包括晶状体位置和形态异常（晶状体异位、脱位和异形），以及晶状体透明度或颜色的改变（白内障）。上述两类病变都可引起明显的视力下降。

第一节　晶状体脱位

晶状体脱位是指先天性、发育性或获得性晶状体移位。可表现为不完全性（半脱位，图 7-1、图 7-2A）或者完全性（全脱位，图 7-2B）两种类型。

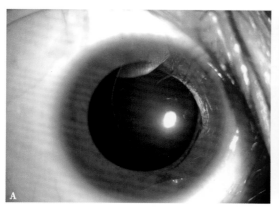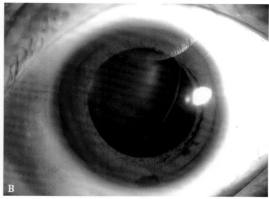

图 7-1　晶状体脱位
马方综合征患者双眼晶状体不完全性脱位
A. 右眼；B. 左眼

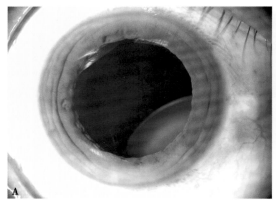
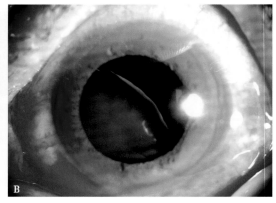

图 7-2 晶状体脱位
A. 不完全性脱位；B. 全脱位于玻璃体内

图解：晶状体脱位的原因有多种，可以因外伤，也可以是炎症性、家族性、遗传性、高度近视等原因所致。晶状体不完全性脱位可出现虹膜震颤、晶状体震颤，在裂隙灯下可见患者眼球快速回转时晶状体出现晃动。对于晶状体脱位患者，可根据其晶状体位置、散光程度决定选择眼镜矫正还是手术治疗，如果脱位的晶状体导致青光眼或葡萄膜炎，或者晶状体与角膜内皮相贴，应该及早手术治疗。

第二节 白 内 障

任何先天性或后天性因素，例如遗传、代谢异常、外伤、辐射、中毒、营养障碍等，引起晶状体光学质量下降的退行性改变，包括晶状体透明度降低或颜色改变，称为白内障（图 7-3）。

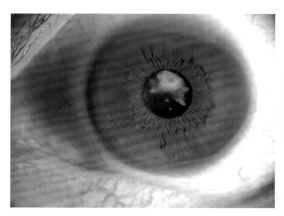
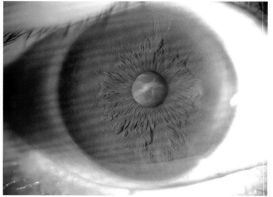

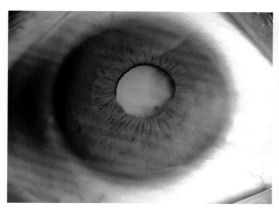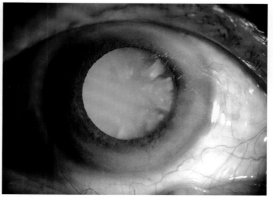

图 7-3 年龄相关性白内障
皮质性白内障晶状体皮质轮辐状、斑点状、空泡状混浊

　　图解： 白内障以年龄相关性白内障最为多见，分为皮质性白内障、核性白内障和囊下性白内障。根据成熟度分为：初发期、膨胀期或未成熟期、成熟期以及过熟期白内障。目前的观点是晶状体混浊影响患者视力或者视觉质量，在无手术禁忌证情况下，均可考虑手术治疗，白内障手术已从过去的复明手术逐渐转化为屈光手术。

第八章　角结膜手术

第一节　结膜手术

一、翼状胬肉切除术

翼状胬肉的手术方法包括以下四种：暴露巩膜的单纯翼状胬肉切除术、翼状胬肉切除术联合结膜瓣转位术、暴露巩膜的单纯翼状胬肉切除术联合抗有丝分裂的辅助治疗、翼状胬肉切除联合自体球结膜移植或自体球结膜角膜缘移植或羊膜移植术。其中翼状胬肉切除联合自体球结膜移植成为目前翼状胬肉手术的首选方法，是其他手术对照的"金标准"（图8-1）。

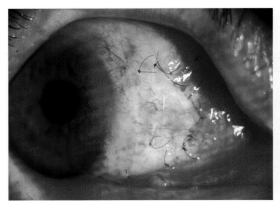 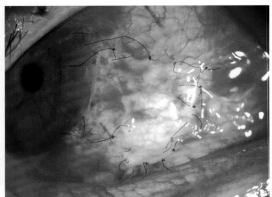

图 8-1　翼状胬肉切除术联合自体球结膜移植术后

图解：自体球结膜移植手术要点：完全去除前弹力层平面和浅层巩膜上的翼状胬肉组织，抛光角膜组织瘢痕形成减少和不规则散光，同时在对巩膜组织操作时要尽量使得损伤最小化。获取的自体球结膜要超过裸露巩膜缺损部1mm，结膜植片应该薄而不含有筋膜囊组织，注意不要颠倒正反面，间断缝合时对位要整齐。

二、结膜瓣遮盖术

结膜瓣遮盖术很少直接用于眼表疾病的治疗，多数是在其他常规治疗方法或手术无效的前提下使用，适用于包扎、药物、绷带镜以及临时性睑裂缝合术均效果不佳的非感染性角膜溃疡的治疗。除了可治疗难以愈合的角膜上皮缺损，结膜瓣遮盖术还可为角膜提供营养，有助于角膜上皮完整性的修复，对于持久不愈合的角膜溃疡患者均可考虑行结膜瓣遮盖术（图8-2、图8-3）。然而，该手术最大的弊端是会影响患者的外观和视力。

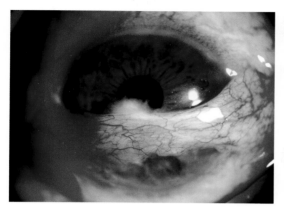
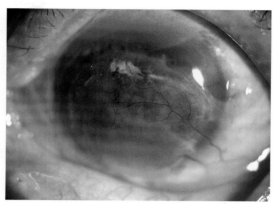

图8-2 左眼角膜溃疡穿孔结膜瓣遮盖术后　　图8-3 左眼真菌性角膜炎结膜瓣遮盖术后2个月，溃疡愈合

　　图解：结膜瓣遮盖术需要在表面麻醉或球后麻醉下进行，对于儿童和不能配合的成人可使用全麻。手术前评估结膜的移动性非常重要，要做好术前设计。常用的方法包括双蒂桥状结膜瓣移植术、单蒂结膜瓣移植术、前徙结膜瓣移植术。图示患者行双蒂桥状结膜瓣移植术，术后效果良好，术中需注意结膜瓣的设计，结膜瓣的宽度应当大于角膜病灶直径20%～30%，以确保充分覆盖且没有张力。

第二节　板层角膜移植术

　　板层角膜移植术（lamellar keratoplasty）可选择性替换板层角膜病变组织，保留后弹力层和内皮层，尽可能恢复角膜组织结构及屈光状态。板层角膜移植手术适应证包括：周边部角膜病变（边缘性角膜变性、蚕食性角膜溃疡、透明角膜边缘变性等）、后弹力层脱出、角膜营养不良、屈光术后并发症的治疗等（图8-4、图8-5）。

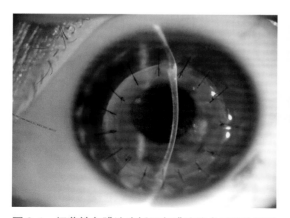
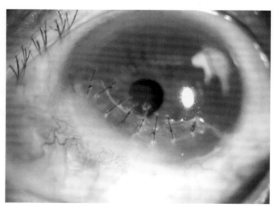

图8-4 细菌性角膜溃疡板层角膜移植术后植片透明　　图8-5 蚕食性角膜溃疡行带角巩膜缘的板层角膜移植术后创面生长良好

　　图解：板层角膜移植手术中，由于角膜瓣和基质床剖切深度需要均匀一致，手工制作角膜基质床耗时且具有一定的挑战性，因此，近年来兴起的大泡技术有利于后弹力层与基质层的分离。同时飞秒激光辅助的角膜切除也被证实可提高板层角膜移植手术的精准度、成功率及重复性。

第三节　穿透性角膜移植术

　　穿透性角膜移植术（penetrating keratoplasty，PK）是指使用供体角膜全层替代受体角膜的角膜移植手术。PK 手术的目的包括：恢复角膜中央区的透明度，改善视力；控制感染；减轻疼痛；美容（图 8-6）。

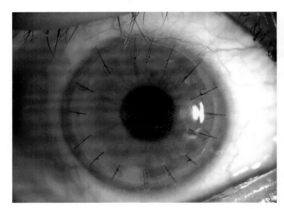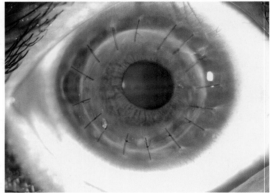

图 8-6　外伤后角膜白斑行穿透性角膜移植术，植片透明，缝线在位

　　图解：PK 手术对于提高角膜盲患者的视力起到至关重要的作用，近年来成分角膜移植已成为主流角膜移植手术，但是，PK 手术仍是部分患者的唯一选择。对于 PK 手术，其成功的标准为术后角膜植片长期透明（至少 1 年），同时患者具有良好的屈光效果，这就要求 PK 手术要联合新型技术，例如飞秒激光技术、准分子激光切削技术等。

第四节　人工角膜移植术

　　对于经过多种手术方法依然无法复明的角膜盲患者，人工角膜移植手术通常是最后的选择。目前接受人工角膜移植手术的患者包括：多次角膜移植失败、无法再继续行角膜移植手术的患者；严重化学性眼表烧伤患者（图 8-7）；自体免疫性角结膜病或瘢痕性角结膜病。

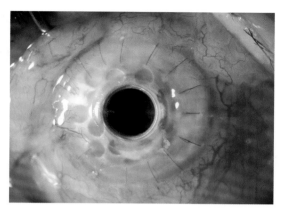

图 8-7 严重角膜碱烧伤患者行人工角膜移植术后,视力 1.0

图解: 人工角膜移植手术可使多种终末期角膜盲患者复明或者改善视功能,了解该手术的适应证、掌握手术方法以及术后并发症的处理对于减少角膜盲的发生具有一定的意义。人工角膜移植术后的处理包括应用抗菌药物和糖皮质激素、使用治疗性绷带镜及密切监控眼压等,都是维持和提高术后效果的有力保证。

第五节 角膜移植排斥反应

角膜具有无血管和淋巴管的特性,是人体的相对"免疫赦免区",可以阻止组织相容性抗原到达局部移植组织。因此,角膜移植成为目前器官移植手术较为成功的典范。角膜移植术后,各种原因所致的角膜新生血管形成较为常见,同时角膜缘朗格汉斯细胞的侵入等都成为角膜移植排斥反应的危险因素。一旦出现角膜移植排斥反应,角膜移植片就会出现混浊,这是角膜移植失败的重要原因(图 8-8)。

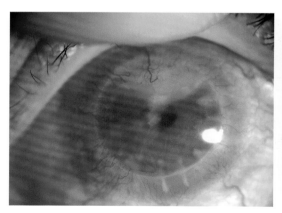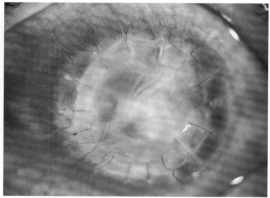

图 8-8 角膜移植术后半年,出现排斥反应

表现为角膜植片混浊,周边角膜可见大量新生血管长入,部分角膜上皮缺损,后弹力层皱褶,角膜水肿

图解：角膜移植排斥反应属于Ⅳ型变态反应，一般发生在手术 2 周以后，尤其是在术后 4～18 个月内。最常见的原因包括：年轻的受体、角膜新生血管、术前炎症控制不满意、植床有虹膜前粘连。角膜移植排斥反应的体征包括：角膜缘出现睫状充血，角膜上皮下出现点状、团状或线状浸润灶，角膜基质坏死，角膜内皮面出现沉积物或排斥线等。